吃出天生燒油好體質

根治飲食法，讓你要瘦就瘦，要健康就健康！

賴宇凡 著
美國 NTA 認證自然醫學營養治療師、
美國心理諮商師

讀者分享與見證

根治飲食改善了我一家人的健康！——粉條

我十年前的飲食模式是「正金字塔」、有機、少吃甜點、少鹽、少油、只用天然清潔用品，當然也不抽煙不喝酒，也遵循「養生守則」：不吃烤的、不吃醃漬的、不吃含膽固醇過高的，總之清淡為聖旨。

所以我們家的菜單裏沒有蛋、也不吃乳製品，但凡「正金字塔」禁吃的食物，全都禁！抗氧化食物像藍莓、蕃茄、地瓜葉、香椿、黃豆……是基本食物採購，嚴格執行每餐吃五種以上不同顏色的蔬菜，每餐只煮一種肉品。但換來的是一家子皮膚不是異位性皮膚炎，就是冬季癢；小孩三天兩頭就嘴破，只要有流行病就一定中，若得腸病毒就一定是71型的手足口症。最沒辦法接受的是自己食物愈吃愈少卻愈來愈胖。我曾長達三個月，每天一餐純地瓜餐、純紅豆餐，覺得地瓜可以排毒，紅豆可以利水，但症狀居然越來越多。像頭痛、難入睡、經痛、傷口不容易癒合……天啊，我還能怎麼吃怎麼活啊？傷口不容易癒合不是免疫系統有問題嗎？報章雜誌不是威脅還可能跟什麼癌症有關嗎？！

我越吃越小心，但愈來愈多的症狀三天兩頭就威脅我去對照可能的疾病，心情開始經常處

在恐慌中，好苦啊。

還好我先生喜歡吃肉，從廣播中聽到早餐也可以吃肉，就買了《要瘦就瘦，要健康就健康》這本書回家。我看完書，懷著非常忐忑的心，停掉以往早餐必備的精力湯（水果比例占很多，不然小孩會噁吐）和堅果饅頭，開始進行根治飲食，吃三層肥肉和吃雞皮，喝湯不撇油……。老天啊，美味呆了，像放颱風假的心情，好爽啊。

全家放肆地享受前所未有的食物自由，奶油吃到飽、堅果吃到爆炸，一個半月後，全家的食量同步減少，癒合能力大大提升，當然我也健康了，在症狀逐漸消失中安心地繼續「均衡飲食」。

三言兩語實在很難道盡我們整個家族飲食均衡後，關於健康的改變。如果身體是一間房屋，以前看再多健康書也覺得像在沒點燈的屋裡行走，在黑暗中跌跌撞撞，光靠摸索完全搞不清狀況，壞心情如影隨行；賴老師的書像一盞明燈帶著我們照亮整個屋子，能讓人開始了解身體的狀況，並排除狀況。

擁有健康的身心才能體會人生，如果，你願意，但和我當初一樣忐忑，可以像我一樣買部血糖機來印證，我們可以一起體驗細胞神奇的恢復之旅。

我的高血壓獲得改善，多年的皮膚痼疾也變好了——Min

我長居美國，兒子就讀醫學院，身材非常有型，既高且瘦又結實，不過每次看到他吃飯都很緊張擔心，因為他肉食加其它蛋白質的比率高達六〇到八〇，而且肥瘦都吃。每次看他這樣吃我都忍不住問：「你確定這樣是可以的嗎？」他每次都用很無奈的眼神看著我說：「這是有科學根據的。」雖然他每年的身體的檢驗報告都很好，但我還是覺得是因為年輕的關係。

在一個很偶然的機會看到報紙報導根治飲食法後，「咦，原來兒子不是唬弄我？」馬上買了書來仔細研讀，雖然不能百分之百明白，但印證自己的狀況覺得很有道理。自己的健康這幾年是越來越糟糕，幾年前已經被醫生警告是在糖尿病的邊緣，血壓藥也吃好幾年了。如果再不改變只會更糟不可能更好，於是抱著試試看的心理，跟著書的方法調整了飲食的方向。

均衡飲食幾個月之後，覺得狀況不錯，試着不吃減壓藥幾天，哇，血壓竟然在85到135！也許對血壓正常的人來說這還是稍微偏高，但對我來說這可是天文數字呢。要知道我原本的血壓是100和160左右，有時還會飆到更高。從此我成了宇凡老師的忠實粉絲，她有一句話對我特別受用，「吃進去的食物一定會在身體裡反應出來，所以要了解自己的身體。」因為了解身體變化，才發現，哦，原來我有香港腳是吃太多澱粉，臉上脫皮，是因為吃了很多豆子。認真聽，仔細看自己的身體變化真是太重要了。我現在的臉和腳，比起以前真的是光滑太多了。這一連串驚喜讓我很感謝宇凡老師這一路上的帶領。雖然知道我的身體還有很多問題，路也還很長，但有宇凡老師的伴隨和鼓勵就不覺得孤單。

哥哥的躁鬱症日漸好轉，支持我們堅持根治飲食的道路

——meme

我哥哥因為躁鬱症，長期住院，服用藥物，全家人多年來身心俱疲，試遍了各種方法，成效有限。一次偶然機緣聽見朋友推薦《要瘦就瘦，要健康就健康》這本書，剛開始只是為了自身健康及減重想了解看看，沒想到書中提到許多關於情緒及精神疾病的觀點，讓我跟家人決定試試此方法！

從去年六月起，我媽媽就開始非常用心尋找食材，照著宇凡老師的方法料理三餐，六十多歲的老人家甚至逐字讀完宇凡老師的每本著作，這期間我們看見哥哥許多細微的改變及進步。

首先是對外界的反應。因長期服藥的影響，之前他對外界事務大多沒反應，天氣冷熱也不會自行調整衣物，更別說料理個人衛生。飲食調整後，他開始會注意外界的事物，會因應天氣變化穿脫衣物，個人整潔也進步非常多。神奇的是，他的牙齒在飲食調整後居然變得潔白，之前用再好的牙膏也沒有這樣的效果。

再來是情緒表達。因為父親擔憂哥哥的疾病，過去的管教方式較心急，若不見效果就氣急敗壞，讓哥哥心理有壓力不敢表達真實的情緒。飲食改變後，他的笑容變多了，開始和家人閒話家常，接聽電話時應答也變得流暢，眼神也靈活許多。

身體健康也明顯好轉，之前因為長期服用多種藥物，住院期間時常感冒、便秘、拉肚子、

皮膚乾癢。飲食改變後這些症狀全部獲得改善，現在還是我們家中排便狀況最良好，皮膚最光滑明亮的人。

然而，恢復過程並非一路順遂，中間我們也經歷過幾次哥哥發病摔東西打人的狀況。每每發病就打擊了我跟家人的信心。但我們都不想再走回頭路，想起從前住院時，每次探訪時看到的好似沒有靈魂的人，我們家人都非常心痛。現在，看著他一點點地小小進步，讓我們有勇氣堅持走下去。感謝宇凡老師願意將這些理論分享給大家，恢復之路可能還很漫長，但如果方向是正確的，我相信結果就是正確的！

我先生的脂肪肝不見了，瘦了十二公斤——Ruby Chang

謝謝宇凡老師，沒想到這樣飲食，真的可以要瘦就要瘦，要健康真的有健康。我先生才按照根治飲食法吃了八個多月，他十多年的中度脂肪肝不見了，而且瘦了十二公斤，若不是我自己親身看到遇到，別人告訴我們，我們也不會相信的。但脂肪肝真的不見了，太神奇了！謝謝宇凡老師。Love U。分享給大家。

第四期淋巴癌痊癒，人生更樂觀——珍華

今年夏天我即將滿六十七歲，三年前（二〇一一年）的夏天，經過照大腸鏡取樣化驗，我被證實罹患淋巴癌，屬於比較頑強的類型，存活率是三五％，而且是第四期，也就是末期。剛聽到時猶如晴天霹靂，不知該如何是好。眾親朋好友知道後，紛紛提出不同的建議，要從這麼多建議中選擇一條死裡逃生的路，可不簡單。非常幸運地，我遇到了根治飲食法。

宇凡開了一個多小時的車來到我家，用簡單的儀器測試，告訴我她的判斷，以及盡量減少血糖起伏的理論。當下我就決定遵照她的建議，進行有油、有肉，有蔬菜，多喝水，盡量少澱粉的飲食方式，努力多吃，並在化療期間加上一些營養補充品。按照這個方式進行的結果，我在化療進行到第四、五次後，就把因病減少的體重都補了回來，而且化療期間的副作用只有頭髮掉光及食欲稍差。近半年的時間，順利完成八次化療，戰鬥成功。最近一次追蹤檢查的結果和以前回診時相同，一切正常，沒有發現癌細胞，而且沒有三高問題。

我實行根治飲食三年，可能不是最乖的追隨者，但大方向不變，自覺身體健康，比以前年輕。我相識四、五十年的老朋友說，我的臉色是她認識我以來不曾見過的紅潤。這場大病也讓我對人生另有體會，加上正確的根治飲食，我現在是個樂觀、快樂的人，這一切要感謝宇凡，也要感謝我遇到了根治飲食。

小孩的便秘和尿布疹不藥而癒，全家也更健康了——JJ

我們家的小朋友在開始吃副食品後就經常便秘。經常發生大便卡在肛門不出來的情況，小朋友不舒服痛哭，我也只能跟著在旁邊無助掉眼淚。沒想到沒過沒多久，又發生新的狀況，這一次變成長期的尿布疹！我們試過很多方法——不用濕紙巾改用水沖洗、換不同品牌的尿布、試各種護膚霜、換過三次皮膚科醫師，後來甚至在白天就拿掉尿布，也沒有得到改善，試過許許多多的方法，卻只換來更沮喪的結果。

就在這個時候，我認識了宇凡老師，看過她的第一本書，我才恍然大悟！

原來是因為我們為了防止便秘，讓小朋友每天早上喝豆漿，晚上喝半瓶乳酸飲料（還加水稀釋，心想不要讓小朋友喝太甜），我們以為這樣整天的水量是足夠的，誤以為只要是液體就算水，以為這樣便秘就不會再發生，沒料到這樣的錯誤飲食觀念，在小孩的身上一久就變成了皮膚發炎來抗議。

吃錯的營養就是毒，在知道錯誤後，我們立刻先將乳酸飲料停掉。一停掉，尿布疹就立刻不藥而癒。接著調整小朋友的飲食組合，每天都有大骨湯或雞湯，不再吃加工食品，果然，不只便秘的情況再也沒有發生，連尿布疹沒再發生過了！自此之後，宇凡老師的書就成了我書架上很重要的參考書。

遵照宇凡老師的根治飲食法，不但讓我對養小孩更有信心，連我自己和先生的精神和體力

都好了很多，而且不管是之前的毒澱粉或是黑心油事件，我們都沒有受影響。我相信，只要你也能早點認識宇凡老師，你也可以很快找回健康，成為守護全家人健康的人！

不憂鬱、不暴食、月經準時，而且尺寸持續縮小

——herya

宇凡老師自己的飲食革命，在我的生命裡也是一場大震撼！

會認識老師的作品，是因為當時我生了一場大病，內分泌大亂加上身體為了生存而反撲，讓我從一個普通人變成憂鬱、暴食、肥胖、三十歲就停經的病人。

認識宇凡老師之前當然曾求助醫療體系，但卻完全不見起色。為抗憂鬱吃的抗焦慮藥物讓我雖然不會太低落，但也讓我失去了發自內心笑的能力。藥物會暈眩的副作用甚至讓我出過車禍；暴食發作的時候，我只會拼命責怪自己意志力不夠堅定，完全不知道這就是過去錯誤飲食習慣所種下的惡果；月經不來，我每周都去知名中醫診所排隊，這樣為期三個月，月經還是沒來。

認識宇凡老師之後，通通不再用藥，只用了時間這帖萬能良藥佐以根治飲食的超美味菜單，我現在不憂鬱、不暴食、月經準時，而且尺寸持續縮小中，真的把金字塔倒過來吃就對了！

一年就輕鬆瘦了四十公斤，這是我最值得的投資——飛

轉眼間，執行根治飲食也快要一年半了，從來沒有想過，有這麼一石二鳥的方法，完全實現宇凡老師第一本書的書名，《要瘦就瘦，要健康就健康》。這十多個月的時間，不但體重數字漂亮地降了接近四十公斤，身體狀況更是一整個回春。

個人個性使然，除了宇凡老師的書，也看了不少不同流派國內外飲食相關的健康書籍，宇凡老師和其它人最大的不同點在於，她強調的是在不震盪血糖的大原則下，找出適合每個人不同身心狀態的均衡飲食，而非單方向地限制哪種類型食物不能攝取，也不需要斤斤計較卡路里。任何人執行起來，只要有心，其實非常輕鬆又有效。誠懇建議所有想減重也好，想改善健康狀態也好，或是想養成這輩子會一直跟著自己的燒油好體質的人，投入心力去學習與執行根治飲食，這會是最值得的投資。我個人的經驗告訴我，這是條充滿喜悅與成就感的自我實現之路，一路上柳暗花明，值回票價呀。

作者序

從「為什麼」，到「怎麼做」——我的根治飲食實踐方案

這是我第三次出書了。在我出版了第一本書和第二本書後，網路上有讀者開始開玩笑地稱我為「血糖教母」。因為我的第一本書和第二本書，雖然一本是講人體的生理化學與飲食之間的關係，一本是講心理、生理和飲食之間千絲萬縷的關係，但兩本都對血糖有深刻的討論。血糖不是只有糖尿病的人才需要注意的嗎？它到底為什麼那麼重要？

「血糖」絕對不是只有糖尿病病患才需要注意的事。血糖是身體健康的重要基礎，血糖不平衡，身體的能量供給一亂，身體各部位該執行的工作就無法執行，臟器會受傷、內分泌會紊亂，肥胖、各類慢性病都會上身。

血糖平衡在現代社會比起以往更加重要。現代人的飲食糖份含量高、加工食品隨處可得，經常讓人血糖震盪而不自知。其實瘦不下去、胖不起來，膽固醇高、心血管疾病，頭痛醫頭，腳痛醫腳，無法根治，這些問題都與血糖息息相關。此外，糖尿病患者的比率近年來也是節節升高，大家都要到身體不舒服測血糖被醫生警告時，才知道胰臟早已被長久以來震盪的血糖搞壞。血糖是如此地重要，重要到我本本都要講它。因為只有血糖平衡，能量才可能平衡，這些

惱人的身體問題才可能從根得到解決。

能量是我們身體的元氣。有元氣，身體才能排除老舊廢物；有元氣，才可能供給體內各部位生理化學運作所需的能量；有元氣，我們才能分解脂肪、合成肌肉；有元氣，我們才有能力提供慢性疾病復原的基礎。

能量並不等於卡路里

許多人都以為提供身體能量供給就等於計算卡路里。卡路里的確是能量單位沒錯，但算卡路里卻算不出能量供給的平穩程度，算不出食物輸送能量的速度，也算不出食物的品質。

因為，同樣的卡路里，如果輸送能量的速度太快，就會打亂體內能量調度的機制；同樣的卡路里，如果提供的食物品質很低，身體的運作就會出現問題。一片餅乾，卡路里雖然不高，但由於糖份分解太快，會震盪血糖，能量供給就會一下太多一下不足。能量過多和過少、速度太快，身體都來不及應變，體內能量就會被打亂。能量無法平穩供應，就傷身害體。並且這片卡路里不高的餅乾，又因為加工再加工，所以營養價值很低。身體在進行生化轉換時都需要營養，如果營養不足，運作處處受阻礙，就會出現生病的症狀。

所以，食物卡路里的數字，無法看出它的能量是如何在體內被利用的。就因為如此，用卡路里規畫減重大計，成效不彰，而且極易復胖。

身材、體重是體內能量調度狀況最外顯的指標。只顧著計算食物裡的卡路里，卻不衡量它在體內分解的速度、影響能量的情況，能量不可能均衡，身材也就不可能均衡。身材和體重的重要性並不只在讓我們好看，從健康的角度來看更加重要。一個能量調度均衡的人，不會過胖、不會過瘦，也會開始有元氣，逐漸遠離慢性病。相反地，吃錯了、運動方式不對，身材就不會苗條勻稱，不是這裡胖、那裡大，就是過瘦缺乏肌肉。所以我常說，一個身材走樣、體重過重的人，不管有沒有吃藥、指數如何，能量調度一定不對，久了，健康就會出問題。

最能讓血糖平衡、有效攝取營養的根治飲食法

想要能量調度均衡，均衡飲食是一條康莊大道。而最能確保均衡飲食的，就是「根治飲食法」。根治飲食法不計算單項食物的卡路里、營養元素，它講究正確的食物組合與食材搭配。且根治飲食法能夠照顧到食物與血糖之間的關係，正確的食物組合可以讓血糖平衡，使得能量供給平穩。此外，食材搭配有方法，營養不虞匱乏，能量轉換不怕缺乏原料。根治飲食還包含了正確的運動、斷食跳餐方法，可以創造最大的燒油機會。所以遵照根治飲食法的人，能夠吃出天生燒油好體質，不瘦很難，復胖不易，精神飽滿，心情開朗，還能夠預防各類慢性疾病。

我的第一本書《要瘦就瘦，要健康就健康：把飲食金字塔倒過來吃，就對了！》和第二本書《身體平衡，就有好情緒！》，無論是從生理，或是心理的角度，都反覆在說明「為什麼」

要這樣吃。書出版之後，有許多人一再地問我：「你究竟是怎麼吃？」這第三本書，是為了回應這些讀者需求，設計出來的一套方法，告訴你該「做什麼」，該如何實際進行。

本書的第五部份，收錄了我為大家設計的食物組合。這個食物組合與一般食譜最大的不同是，它並不討論一道菜一道菜怎麼做，而是以一餐為單位，告訴你怎麼搭配不振盪血糖。這是第一次我們以視覺化的方式，讓人可以清楚看到一餐的比例和份量。此外，也有很多人問我，素食的人究竟該怎麼辦？因此我也為素食者設計了各式食物搭配和組合的方法。現在素食者的食物組合和搭配常常是錯誤的，所以吃出很多健康與心理問題。最新的研究發現，素食者的致癌率其實比非素食者要高。按照根治飲食法的素食建議吃，不但能保有修行、還能保有健康。這些食物組合不但照顧了血糖平衡，還照顧了營養均衡。

另外，根治飲食可以平穩體內的能量調度，人體能量一足，各類體內修復就如火如荼地進行，這些修復過程中會產生的各類症狀，也就是所謂的恢復反應，這本書中都有詳細的介紹，並提供了減緩症狀的方法。

根治飲食的中心精神在和食物建立健康的關係

單單了解「為什麼」只能保障生存，可只有開始「做什麼」才能進階到享受和生活。根治飲食法除了希望打破飲食禁忌，轉換飲食心態，它更有與食物建立健康關係的中心精神。而要

與食物間建立健康的關係，就一定不能以生存的心態吃，而要以生活的心態吃。

要了解什麼是生存、什麼是生活，一定要先問：「你為什麼想健康？你是為什麼而活？」大家都想延長壽命、大家都想要健康，但相反地，生活卻又乏善可陳。吃東西不為它的色香味，只是不停計算它的卡路里和營養元素。吃了東西，再大量運動把它用掉。學習不為興趣和滿足，只是想取得職位。關係裡的愛恨情仇不敢面對，只求不分離就好。生命裡的酸甜苦辣我們都嘗不到，那是為什麼而活？不敢品嘗酸甜苦辣地活著，那叫生存，不叫生活。

只求生存的人不敢體驗感覺和情緒，所以他們也不可能得到健康。勇於體驗感覺的人，不可能覺得不帶皮的肉比帶皮的好吃。想生活而非生存的人，不可能讓蛋白粉、保健品、藥物代替真正的食物。想生活而非生存的人，不會在吃飯時做計算卡路里這麼掃興的事。

其實我們原本就知道該怎麼吃，但我們選擇不體驗感覺，所以才會選錯該吃什麼，離健康愈來愈遠。勇於體驗情緒的人，不可能把情緒鎖在身體裡，以吃來宣洩。想要生活而非生存的人，不可能忍受沒有品質的關係，有情緒一定會溝通。其實我們根本不該有情緒性飲食的問題，但是我們選擇不體驗情緒，所以才會利用食物而非享受食物，最終把食量搞壞，又離健康愈來愈遠。

食物裡的色香味，才該是我們活著的原因。關係裡的愛恨情仇，才是讓我們感到活著的主角。生命裡的酸甜苦辣，才是讓活著有意義的根源。活著早已無需為了生存，活著可以是享受，可以是體驗。一個只顧生存而不懂得生活的人，會一直做出錯誤的健康決定，不但失去健

康，還會失去享受生活的樂趣。生命的體驗來自勇於肯定與相信自己的感覺和情緒。懂得體驗感覺和情緒的人，能為自己的健康點燈，一定離健康不遠。

我希望大家都能因實行根治飲食，不只保有生命，而且也都能找回大膽體驗人生的權利。

感謝大家一路的支持與鼓勵

許多讀者在接觸第一和第二本書後，希望能找到一個更簡單的方法，向所關心的人說明均衡飲食的完整理念，同時回答在現行飲食觀念下的許多疑慮。這本書，也是我對這些讀者殷切期盼所做的努力。但是如果沒有我編輯張海靜的無限耐心，我很難將困難的生理化學轉換成大家能理解的語言。沒有她，本書的主軸不會如此清楚簡單，食譜的全彩版面設計，不可能承載如此多的重要資訊。

我的讀者都是出了名的猛送書，所以，希望這次大家送出去的情，會因為書本身設計得簡易好實踐，收書的人，都能感受得到。我衷心感謝你們一路的支持與鼓勵。我從沒想過以寫作做正業，但由於有你們的鼓勵，我的筆，總是停不下來。

我的筆停不下來，最有感受的是我的家人。寫作是有時閒，有時忙，雜亂無序的生活，有時趕稿忙到沒時間，有時卻又閒得總是要煩擾家人。但是我的家人，不管我是閒是忙，他們對我的支持，向來一致。他們對我有興趣的事，總是熱衷。我想，自己上輩子一定是個大好人，

這輩子才有這樣的福報與他們結緣，成為一家人。我感謝他們無限的忍讓與支持。

我寫第一本書時的主要目的之一，是希望把書寫全，往後我門診時就無需再重複回答問題。沒想到，書出了不但門診的人問題更多，從讀者們來的問題更多。為了回答大家的問題，我部落格食食課課的團隊非常辛勞，因為他們要管理日益龐大的網路流量，還要製作食食課課教室。雖然他們也有各自的事業和家庭要照顧，卻從沒有停止為食食課課這塊痊癒的靜土付出。我由衷地感謝他們的努力與專業技能，更感謝他們跟我齊心關懷由四方而來，並不相識的朋友。沒有他們，食食課課不可能走到今日。謝謝大家！

2014春

chapter 1

要苗條、要健康，先要有平衡燒油體質

chapter 2

平衡型燒油體質給我們的健康基礎

chapter 3

培養平衡燒油體質的根治飲食法

chapter 4

發生恢復反應怎麼辦？

chapter 5

根治飲食法的食物組合示範

附錄:

檢測問卷

你有沒有燒油體質問題？

- □ 突然很亢奮、很興奮
- □ 突如其來地疲倦
- □ 吃完總覺得很撐
- □ 吃完沒多久就超餓
- □ 餓時冒汗、手抖、眼冒金星、頭痛
- □ 腦筋轉不過來、想不起事情、記憶力減退
- □ 無法專心
- □ 沒有耐力
- □ 突如其來地發脾氣
- □ 明明很生氣，卻發不出來、沒脾氣
- □ 一直過瘦
- □ 一直過胖
- □ 雖然很瘦，也沒吃什麼肉，膽固醇和三酸甘油脂卻還是很高
- □ 膽固醇低於150mg/dl
- □ 高血壓
- □ 低血壓
- □ 會忍不住想吃水果、麵包、爆米花、麵飯餅等食物
- □ 無法入睡
- □ 夜裡醒來要好一會兒才能再入睡
- □ 焦慮、很容易緊張、無法平靜
- □ 高血糖
- □ 低血糖

- [ ] 防衛心很強、愛辯解
- [ ] 很多疑
- [ ] 無法忍受氣溫升高
- [ ] 關節疼痛
- [ ] 做什麼都沒勁
- [ ] 常扭傷
- [ ] 很想吃鹹的東西
- [ ] 很容易流汗
- [ ] 常便秘
- [ ] 常拉肚子
- [ ] 手腳冰冷
- [ ] 很怕熱
- [ ] 會突然發熱、熱潮
- [ ] 常水腫
- [ ] 耳鳴
- [ ] 皮膚頭髮乾燥
- [ ] 頭髮粗
- [ ] 掉頭髮
- [ ] 眉毛後端三分之一掉落
- [ ] 很需要戴太陽眼鏡，總是覺得陽光太強
- [ ] 夜貓子
- [ ] 早晨起不來
- [ ] 早晨起來後沒有精神
- [ ] 一直胖肚子、屁股、大腿
- [ ] 飽了也停不下來、食量很大
- [ ] 餓了也不想吃、食量超小
- [ ] 發炎不止
- [ ] 從不感冒
- [ ] 很常感冒
- [ ] 有免疫力問題
- [ ] 壓力一來就很想崩潰、抗壓力很低

※每一個勾是一分。如果你得五分以上，你就有燒油體質問題。

chapter

1

要苗條、要健康，先要有平衡燒油體質

1.血糖不平衡，能量不穩定，身體一定出問題

人體要運作，靠的是能量，呼吸、心跳、消化都不能沒有能量。沒有能量，任何生化運作都無法完成。可以說，能量就是我們的生命力。

植物的能量，來自光合作用，藉由轉換太陽能提供自身所需的能量。動物因為不能直接利用太陽能，因此必須靠攝取植物，或其它動物來取得能量。所以，我們生命力的來源，便是食物。

但在人類發展的歷史中，食物的來源往往無法穩定預測，因此人體發展出了一套複雜的能量調度機制，以確保生存。這個機制的主軸，便是血糖，因為糖是人體的主要能量來源。

人體的血糖太高時，就表示能量太多，身體就會把它儲存為油脂。為什麼身體會把過多的能量存成油脂呢？那是因為油脂的卡路里含量最高，也就是說油脂可以儲存最多的能量，身體用它做為備用能量最有效率。反過來說，如果人體中的血糖含量太低時，就是能量太少，身體就會將儲存好的能量，從油脂中釋放出來，轉成糖，供人體使用。所以，身體是靠燃燒油脂以取得人體儲存好的能量。這個將能量儲存為油脂，又可以燃燒油脂轉為能量的機制，確保了能量的平穩供給，也保障了人類的生命力。

能量的穩定，是身體要最優先保障的，能量不穩定，人體許多生化機制便無法順利進行，不僅會缺乏精力，許多慢性疾病也會因此產生。

但是，當初人體在發展這個能量調度機制時，卻萬萬沒有想到，人類的食物有一天會出現如此大的轉變。食物不但變得容易取得，而且可以加工再加工。大塊肉做成熱狗、五穀碾成五穀粉、水果打成果汁，麥子磨成麵粉。而這些加工過的食物，都有一個特質，那就是它們被消化的速度非常快，也因此這些食物釋出能量的速度非常之快。

除此之外，人體在發展能量調度機制時，也萬萬沒有想到，食物中的天然油脂和肉類（蛋白質），會被人類列入黑名單，與它們互不往來，讓飲食失去均衡。沒有蛋白質和油脂這些能減緩消化速度的食物，會化成糖的食物，就會將血糖迅速推高，再重重摔下。

台灣有很多人的早餐選擇是吃一碗燕麥。燕麥裡含有六〇%的澱粉，澱粉是多醣串成的，若只單獨吃一碗燕麥，卻不跟著蛋白質與油脂一起入口，結果便是血糖快速地升高。因為人體的主要能量是糖，所以高升的血糖等於泛濫的能量，身體就需要辛苦地將過多的能量儲存起來。

血糖快速升高，身體就會大量釋放胰島素，將血糖快速降低。於是高高升起的血糖，隨後便會重重落下。重重摔進谷底的血糖，能量過低到拉起了警報，若等身體把油脂轉換成糖，再換成能量已經來不及，這時身體就只好釋放壓力荷爾蒙，以最快的速度，辛苦地轉換提供能量效率更高的糖原，快速釋入血液，讓能量不致於枯竭，生命才能免除威脅。

如果我們一整天都是一片雜糧麵包、一碗五穀米，或一盤水果單獨吃，這些會化成糖的食物，讓血糖整天不停震盪，能量供給一下太多、一下太少，就會讓身體不停拉警報。警報拉得

太多了，就像彈簧拉得過多、過久一樣，最終會失去彈性，最後就只能靠提神物質來掩飾自己能量不足的問題。錯誤的飲食再加上這些提神物質，結果就是把身體原本精心設計的能量調度機制，往懸崖外推。

能量調度機制一被破壞，就會讓人體該燃燒油脂補充能量時不燒、不該燒油補充能量時卻不停燃燒，讓我們的燒油機制，不是亢進，就是減退。結果就是造成身體不是胖不起來，就是瘦不下去、精神不是太亢奮，就是太萎靡。能量一出問題，身體健康就出問題，慢性病開始像雜草叢生。

其實，我們天生的燒油機制都是完美的，燒油機制會不對，都是因為我們吃得不對。既然燒油機制的亢進和減退都是吃出來的，那麼，想尋回平衡燒油體質，也一定要用吃的，把它給吃回來！

2.什麼是亢進型、減退型、平衡型燒油體質

人體燒油機制長期不平衡的結果，讓原本完美的平衡型燒油體質，按照臟器受傷的情況不同，可能變成亢進型燒油體質，或減退型燒油體質。

亢進型燒油體質的人，燒油速度大於脂肪合成速度，所以很瘦，總是胖不起來。減退型燒

油體質的人，燒油速度小於脂肪合成速度，所以胖，總是瘦不下來。而平衡型燒油體質的人，則燒油速度等於脂肪合成速度，所以身材剛剛好，不胖不瘦。

身體在某一時間點，到底是燃燒油脂還是合成脂肪，完全要看體內能量需求的狀態來決定。如果我們將人體維持能量平衡的機制用一座能量池來比喻，一旦能量池過滿，身體就會把多餘的能量送進肝臟，合成脂肪放進脂肪組織裡儲存。我們的脂肪組織其實就是我們的能量倉庫。所以在人體的三大營養元素中，油脂的卡路里最高，一克油脂可以燒九卡，碳水化合物和蛋白質都各只能燃燒四卡。可是，如果能量池開始下降，身體就會把存在能量倉庫裡的脂肪拿出來燃燒，以補充人體當下所需的能量。

所以，如果一個人是亢進型燒油體質，他的能量池就總是不夠，身體就會不停地燃燒脂肪以取得能量。也因為如此，這類人就沒有機會合成脂肪，再把它擺回倉庫裡。他就會很瘦，就算吃得再多，卻還是皮包骨，

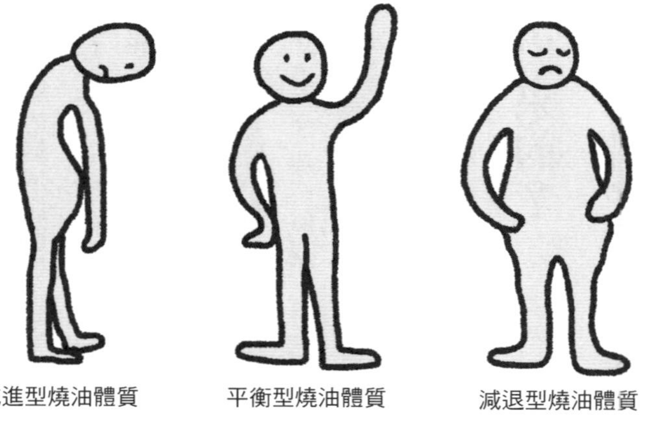

●亢進型的人過瘦，平衡型的人身材穠纖合度，減退型的人肥胖

一點肌肉也沒有。

如果一個人是減退型燒油體質，血糖高升壓不下來，能量池就會一直滿出來，身體就會不停地把過多的能量合成脂肪，塞進已經滿出來的脂肪倉庫裡。這樣不燒油，卻老是存油，不可能不胖。就算吃得再少，即使每天不到九百卡，卻還是不停長脂肪，變成肥胖體型。

平衡型燒油體質的人就不同了，他們的能量池總是能維持平衡，身體能燒油、也能存油。能量池不多不少、脂肪倉庫也就不多不少，身材就多一分嫌胖、少一分嫌瘦。這樣的人餓了就吃、飽了就停，不需要餓自己，也能維持勻稱的身材。

但為什麼有人會是亢進型燒油體質，吃也吃不胖；有人是減退型燒油體質，怎麼吃都胖；而有人可以平衡燒油，不胖也不瘦？這些人都不是天生就如此，它與遺傳無關，這三種燒油體質，其實都是吃出來的。

3. 亢進型和減退型燒油體質是怎麼吃出來的？

如果人體的燒油機制天生都是一樣的，那麼為什麼有人會變成亢進型燒油體質，有人會變成減退型燒油體質呢？其實這兩種不平衡的燒油體質，都是因為糖份攝取過多、蛋白質、油脂攝取過少，是不均衡的飲食所造成的。

如果我們進食時，單獨吃會化成高糖的食物，像麵、飯、麵包、水果、地瓜、豆類，卻沒有同時攝取足量的油脂或蛋白質，以減緩糖份進入血糖的速度，或是食物組合比例不對，或是進食順序不對，這時，人體的血糖就會衝得很高。血糖衝得太快，胰臟不能判斷到底有多少糖進入身體，就會把所有的胰島素都釋放出去。胰島素的作用就像鑰匙，可以插進細胞裡的接收器，讓細胞開門，把糖都趕進去轉換成能量。所以，胰島素釋放出來的結果就是血糖降低。

但是，如果血糖衝得太快，胰臟釋出過量的胰島素，過量的胰島素會把血糖壓到太低，直直往谷底衝去。血糖如果重重跌進谷底，壓力荷爾蒙皮質醇就會出現，分解糖原把血糖提上去。這是因為在遠古時代，如果我們的血糖掉到谷底，多是因為好幾天打不到獵物，打不到獵物，是生存壓力，因此是由壓力荷爾蒙皮質醇來處理。

如果只是偶爾這樣不均衡地吃，身體還能調適，但是，如果我們天天都是這樣不均衡飲食，血糖就餐餐大力震盪，血糖衝上去時胰島素大量循環、血糖掉下來時皮質醇也大量循環。這些荷爾蒙循環久了，一下要細胞這樣、一下要細胞那樣，最後細胞把接收器收了起來，變得誰的話都不聽了。這時，就是我們所謂的胰島素阻抗與皮質醇阻抗。

當荷爾蒙出現阻抗時，與它相對應的腺體就想：「奇怪，我不是已經釋出很多荷爾蒙了嗎？為麼血糖還不降（或升）？一定是量不夠，我再來多製造一些。」當腺體因為阻抗而開始製造更大量的荷爾蒙時，它就處於機能亢進階段。這樣過了一陣子，它們就累壞了，當腺體已經受傷，荷爾蒙生產不足量時，腺體就進入了機能減退狀態。

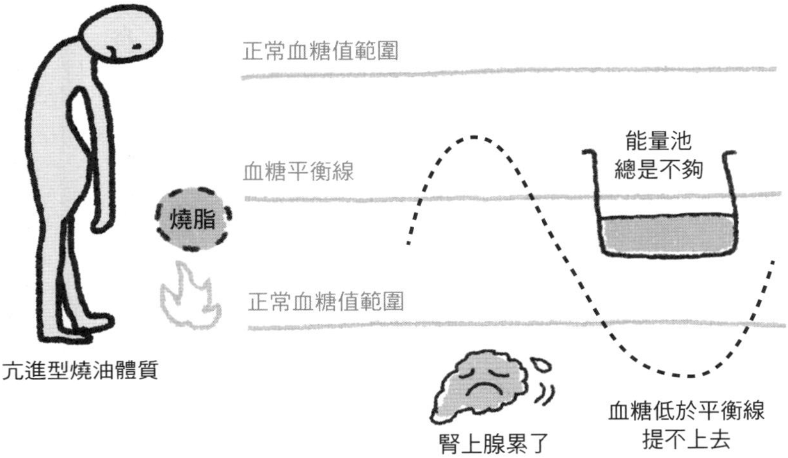

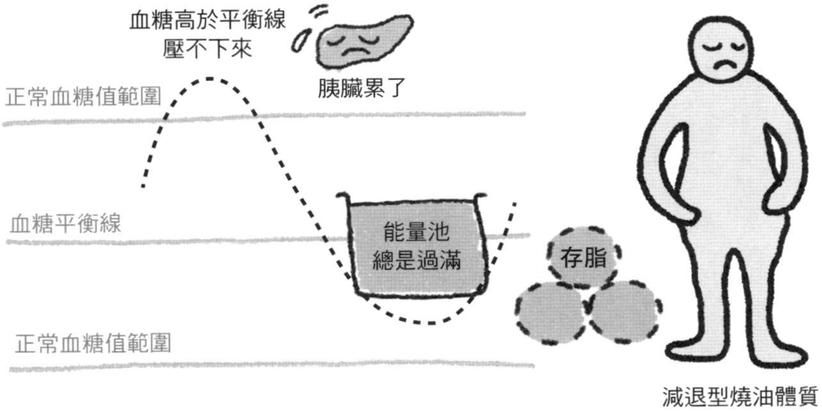

●亢進型燒油體質，能量池不滿，身體就燒脂（上圖）
減退型燒油體質，能量池過滿，身體就存脂（下圖）

這時，如果一個人是胰臟先開始疲累，那麼胰島素就會不足或是形成阻抗，血糖無法壓低，整個血糖線就開始往上移動。當血糖一直徘徊在平衡線以上的地方，就表示能量池一直滿出來，滿出來的能量就被合成脂肪，塞進倉庫裡。這時，這個人就會覺得，自己好像喝水都會胖，因為他的身體一直合成脂肪，沒有燒油的機會。就變成了減退型燒油體質，無法燃燒體內的脂肪，瘦不下來。

但是，如果這個人是腎上腺先疲累，那麼壓力荷爾蒙皮質醇的量就會不足或阻抗，當血糖掉下來時無法再度提升。這時，整個血糖線就開始往下移動。當血糖一直盤旋在很低的地方，身體就不會合成脂肪，能量池就會一直不夠，身體只好一直把已儲存的脂肪拿出來燒個不停，到最後脂肪都燒光了，還要拿身體的蛋白質來燒。這個人就會變得吃得再多，也沒辦法長一點肉，而且瘦得軟趴趴的，沒有肌肉，一點都沒有健康的樣子。這就是因為他的身體能量總是不足，只有過度燃燒脂肪以取得能量，結果就變成了亢進型燒油體質。有這兩種燒油體質的人，不但總是要為體重傷腦筋，而且還常常會得慢性病。

所以，如果我們的日常飲食含糖量總是過高，或飲食順序不正確，食物一入口就震盪血糖，讓血糖總是不停上上下下，不是胰臟傷得比較深，就是腎上腺傷得比較深，結果就會變成亢進型燒油體質，或減退型燒油體質。

4. 食物消化的速度也會影響血糖值

我們吃東西時，常只考慮它的營養成份，很少考慮它的消化速度。其實消化速度對血糖的影響，不亞於食物所含的成份。

五穀、水果、青菜有豐富的維生素、礦物質，的確是人體不可或缺的食物。但它們都屬碳水化合物，不只含糖高，而且消化速度很快，和肉類這種有油有蛋白質的食物在消化速度上有很大的不同，所以將能量注入能量池的速度也會有所不同。如果我們進食時忽略這個部份，就一定會振盪血糖。

人體所需的三大營養元素中，以碳水化合物分解的速度最快，其次是蛋白質，最慢的是油脂。許多碳水化合物在進食時，從口腔裡就開始被分解。所以，如果我們單吃同為一〇〇卡路里的一片麵包、一片西瓜，或一碗燕麥，由於它們分解成糖的速度很快，這一〇〇卡路里可能不到十分鐘就已經到達能量池。吃這類易化成糖的食物，即使有較不易消化的纖維支撐，大概也是二十分鐘就又會感到餓和不滿足，因為那時能量就已經都用完了。

但如果是單吃一〇〇卡路里的蛋白質，它注入能量池的速度就慢了一些。如果是單吃一〇〇卡路里的油脂，它注入能量池的速度就更慢了。這就是為什麼吃一片麵包加一片含有油脂的肉，能夠支撐那麼久都不會餓。因為有油的肉，是蛋白質再加上油脂，這個組合最能有效減緩碳水化合物注入能量池的速度，速度一慢，能量就穩定，能量一穩定，我們就可以持續有好

精神，全身運作都不怕沒能量，生命力很強。

相反地，如果我們進食時只吃一點肉（蛋白質加油脂），卻配上兩大碗飯，也許飯裡的卡路里沒有肉的卡路里多，但因為它分解的速度太快，一下子就會讓能量池泛濫。能量池一泛濫，身體就要被迫應變，取出過多的能量合成脂肪，往脂肪組織送。

而且就像我們往杯子裡倒水倒得太快太猛時一樣，有時水還會溢出來，反而讓杯子裡的水變少。能量池也是一樣，如果注入的速度太快、太猛，讓能量溢了出來，裡面所剩的能量就變得不夠了。能量池一不足，身體就又要趕快把脂肪拿出來燒，把不足的能量補回去。

能量池這樣一下滿出來、一下又不夠，體內能量供給就會開始不穩定，身體不知道到底是該存脂或燒脂，就會開始混亂。這時跟能量池綁在一起的新陳代謝，也會開始一起跟著亂，新陳代謝一亂，身材和健康要不出問題，實在很難。

5. 卡路里計算法的致命缺陷

只要是與能量進出有關的事，大家都會想到要計算卡路里，認為只要吃進去的卡路里少於消耗的卡路里就會瘦。但我們愈是斤斤計較卡路里，卻愈是算出體重與燒油體質不均衡的問題。

愈是計算卡路里的國家，肥胖比例往往愈高，美國就是一個典型的例子。主要的原因是這套卡路里理論有致命的缺陷。卡路里理論雖然可以解釋能量池容量的改變，但它卻沒有考慮到能量池改變的速度，可以說，卡路里算不出食物分解的速度，它也算不出食物震盪血糖的速度。但是，能量池改變的速度，卻可以引發身體決定是要分解脂肪還是合成脂肪。除此之外，算卡路里也算不出食物的營養密度，但是，所有新陳代謝的合成與分解是否順暢，還是要靠食物營養所提供的生化原料才能進行。

卡路里是能量的單位，因此它反應的是能量池中容量的改變。當能量池過高，也就是卡路里太多，過多的能量就被打包合成脂肪。當能量池過低時，卡路里就太少，身體就要把存好的脂肪拿出來燒。這就是所謂的卡路里進、卡路里出（calories-in calories-out）理論的基礎。這也就是為什麼，從此以後我們開始把吃東西當成一個數學題在解。我們都以為，吃進太多卡路里，能量池增加，脂肪就要合成，就會胖。或者，吃進少點卡路里，能量池就會減少，就能燒油，一燒油就會瘦。既然人體的能量使用是數學題，那麼我們只要把每個食物的卡路里都算出來，就能掌控身體燒不燒油了。

但事實卻並不是如此，因為身體是A＋B＝C的化學過程，並非1＋1＝2的數學題。卡路里進卡路里出的理論是看不出食物分解速度與能量利用方式關係的。吃一〇〇卡的水果、米飯，或蛋糕，它們注入能量池的速度跟一〇〇卡的焢肉，有根本上的不同。一〇〇卡的水果、米飯或蛋糕的分解速度快，合成脂肪的速度也快。一〇〇卡的焢肉有油也有蛋白質，它的分解速度

慢，因為分解慢，所以能量是細細地流進能量池，這種能量供給速度，比較符合人體日常運作的需求，畢竟我們不是時刻都需要爆發力。

能量注入速度一均衡，就不容易滿出來。在這期間，如果出現了供不應求的情況，身體就會去向脂肪索取能量，把儲存的脂肪拿出來燃燒。同樣是吃一〇〇卡的食物，但是由於它們分解的速度不同，使得能量池能量供給的平穩程度也就不同，形成了不同的燒油體質。結果就是，吃一〇〇卡自以為熱量低的水果，反而增脂，吃了一〇〇卡以為熱量高的焢肉，反而燒油。所以，卡路里理論對於能量供給速度的欠缺考慮，結果就是愈算卡路里，身體愈不健康，胖的瘦不下去，瘦的胖不起來。

卡路里除了看不出能量供給速度外，它也看不出營養密度。一〇〇卡的玉米片由於加工再加工，營養成份已經所剩無幾，研究結果證明它們比樹皮的營養成份還不如。但是，一〇〇卡的高品質奶油裡，卻含有三十多種營養成份，包括了豐富的脂溶性維他命A和D。同樣的卡路里，營養密度卻完全不同，一〇〇卡的玉米片營養密度很低，一〇〇卡的奶油營養密度極高。如果我們天天吃玉米片，營養容易不足，體內組織合成的原料就不足，久了就會出現新陳代謝問題。新陳代謝一出問題，跟它綁在一起的能量池就會出問題，我們的燒油體質也就會因此而受影響。所以，我們對加工食品上的「低卡路里」標示，必須特別注意，它的非人工外加、天然的營養密度到底是高還是低。因為只要營養密度低，就算是低卡路里，對培養平衡燒油體質也沒有好處。

卡路里進、卡路里出的理論早已過時，要培養出平衡型燒油體質，就必須了解如何穩定能量供給，以及有策略地增加能量消耗。

6. 均衡攝取三大營養元素，培養平衡燒油體質

有平衡型燒油體質的人，無論年齡高低，一定身材勻稱，整天精神奕奕，而且不需要靠零食或是提神物質來支撐精神。他們精神集中，記性好，有精力對外在事物感到好奇，情緒平穩，不管在學習上或與人相處上，都可以展現出過人的精力。這些人不需要一直進食以補充能量池，他們的好精神、旺盛的精力來自平衡平穩的能量池，而平衡平穩的能量池來自平穩的血糖。

相反地，亢進型和減退型燒油體質的人不是過瘦就是過胖，情緒不是過度亢奮就是懶洋洋地打不起精神。想擁有平衡型燒油體質並不困難，並且人人都做得到。只要選對食物組合，注意進食順序，讓體內能量調度能夠平穩，假以時日，即使是已形成亢進或減退的人，都可以恢復成平衡燒油體質。

要從亢進型和減退型燒油體質恢復成平衡燒油體質，最先要注意的指標就是血糖。因為在人體血糖過高時會分泌的胰島素荷爾蒙，除了降血糖，它也會指示身體合成脂肪，且它的分泌

與釋出量會跟著血糖上升量改變。所以，若血糖上升的速度慢、幅度較小，胰臟就不會分泌太多胰島素。胰島素的量一少，脂肪的合成自然也就減少。

且當血糖上升速度緩慢，胰臟就有時間應變，能釋出剛好的胰島素量。胰島素的量若剛剛好，血糖就能以同等的緩慢速度下降。因為血糖是慢慢下降，所以能量池的下降也不急不徐，就算肚子餓，也不會難過。血糖當初沒有被推上高峰，所以現在它也不會掉到谷底。既然血糖並未進入谷底，身體也就不需要分泌壓力荷爾蒙皮質醇以迅速提升血糖，而是分泌與胰島素對應的另外一個荷爾蒙——高血糖素。跟胰島素相反，高血糖素能指示身體分解脂肪，取得能量，同時釋出儲存好的糖原，提升血糖。

如果我們的能量可以平穩調度，能量池上升時就儲存脂肪、能量池下降時就燃燒脂肪。那麼只要我們肚子餓，或是夜裡吃不到東西時，能量池下降，我們就同時在燃燒脂肪，這就是平衡型燒油體質的特質。

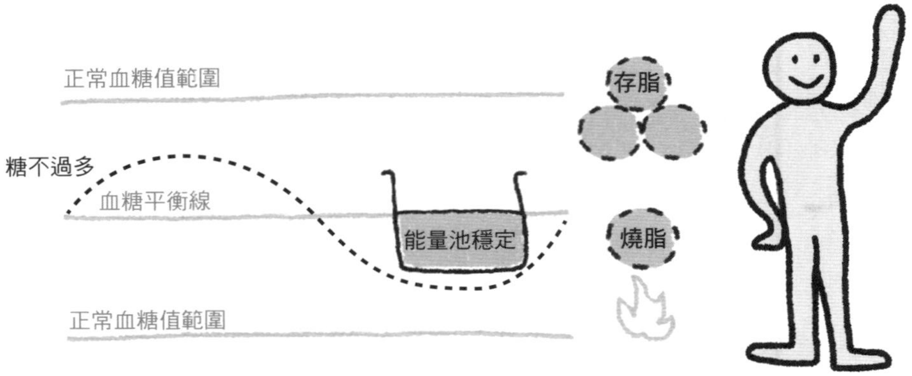

●血糖緩慢上升，就能緩慢下降，身體就能燒脂也能存脂

可以說，擁有平衡型燒油體質的人，躺著也能瘦。

那麼，怎樣的食物組合才能確保血糖的平穩呢？其實只要進食時，會化成糖的食物搭配油脂和蛋白質一起攝取，就能保持血糖平穩。如果餐餐都有一點青菜、一點肉，因為米飯是會化成糖的食物，所以量必須控制在總進食量的二〇％以下。如此一來，米飯裡九〇％以上的糖，就能夠被油脂和蛋白質拉住，減緩糖份進入血液的速度，血糖上升的速度就會因此而減慢。

糖是人體內主要的能量來源，糖上升的速度一慢，注入能量池的速度也跟著減慢。如此一來，能量池的量就不會一下太多一下太少，我們也就能穩定地取得能量，所以精神和體力就會很好。只要血糖一平穩，我們就已經開始培養平衡燒油體質了。

7. 早上吃燕麥、中午吃沙拉、晚上吃牛排，不是均衡飲食

我們經常聽到的飲食建議，都是以「日」為單位。比如，一天要吃多少份蛋白質、多少份碳水化合物、多少份油脂，或者，一天要喝多少水。所以，很多人會把蛋白質、碳水化合物、油脂全部拆開攝取：早上吃燕麥、中午吃沙拉、晚上吃牛排。如果覺得今天油脂攝取不足，就再喝兩匙油。這個想法，是把身體假想成倉庫，也就是，身體會等到一天結束後，才清點出貨。但我們的身體其實是即時運作的（real-time），它是以「分、秒」為單位，也就是，什麼先

進來，就先處理，它是一個不等待未來，只求此刻生存的生物機制。

早上吃燕麥、中午吃沙拉、晚上吃牛排，看起來這天青菜也吃了，澱粉也有了，肉也夠了。但是，這樣吃，就好像一天喝水量要達２０００c.c.，所以就一口氣把２０００c.c.統統喝完一樣。一次把那麼多水往身體裡灌，不但對身體沒好處，還可能會水中毒。

一餐單吃一種食物也是一樣，如果我們一天碳水化合物的量，在早餐的燕麥裡一次吃足，燕麥裡有六〇%的澱粉，澱粉是多醣組成的，大量的燕麥單獨進入身體，沒有油脂和蛋白質幫著減緩這些醣的分解，最後血糖就大大衝了上去。血糖快速升高，就代表能量池注入的速度很快，很容易就滿出來。能量池一旦過滿，就必須把過多的能量打包成脂肪，存起來，有些，還可以製造成膽固醇。結果這樣單獨吃燕麥，不但降不了膽固醇，還反而讓膽固醇升高。

就因為身體是即時運作，所以我們在往體內輸送能量原料時，必須要有策略。人體所需的三大營養元素蛋白質、脂肪、碳水化合物綑在一起、均衡燃燒，要比單獨燒，更能平穩且持久。若是三大營養元素，總是單獨燃燒，因為碳水化合物、蛋白質、油脂分解的速度有根本上的不同，所以我們的能量就有時過盛、有時又不夠。人就會一下子精神太好，連累了都睡不著；或是需要專心工作時，反而沒有精神支撐完成任務。

但是，如果三大營養元素合在一起燒，那麼大家分解的速度都會剛剛好，注入能量池的速度也會是平穩的，不快不慢，身體組織的合成與分解也就剛剛好。這樣，不但身材會剛剛好，一整天也都會精神飽滿、耐力持久。

8.吃糖燒糖、吃油變油，是個研究檢測的大錯誤

在一般人的健康觀念裡面，都認為人體能量運作燃燒的是糖，所以應以醣類為主食，油脂吃進身體裡，只是囤積成脂肪。會有這樣的觀念，是因為早年檢測體內能量使用的方法還不夠進步，當時科學家還不了解身體其實會在不同的情況下，使用不同的原料以取得能量。我們也不了解，不同原料所提供的過多能量，身體也會依需求決定要合成什麼樣的組織。所以，吃糖不一定是燒糖，吃油也不一定會變油。

吃糖不一定燒糖，因為燒不完的糖，其實可以被合成脂肪。在人體所需的三大營養元素中，我們不管吃的是哪一種，都會被轉變成一種共通的物質——乙醯輔酶A（Acetyly-CoA）。乙醯輔酶A非常靈活，它可以被送進身體的火爐——粒線體——裡燃燒，轉化成能量，補充能量池；如果能量池滿了，它也會被合成為三酸甘油脂、膽固醇，或脂肪。這就是為什麼吃糖不一定燒糖，而且吃了過多的糖，還會變成油的原因。

吃油也不一定變油，是因為如果糖燒完了，油也可以被拿來燒。人體的能量運用機制，的確是會優先燒糖，但當能量池不足，且人體的糖快被燒完時，由於紅血球只能使用糖為能量來源，還有，以糖為主要能量來源的腦細胞，無法儲存糖，所以，這時身體就要很神通廣大地變出糖來燒。這時，油脂和蛋白質，都可以經過動物澱粉新生作用（gluconeogenesis），變化成糖來燒。

蛋白質和油脂不但能經動物澱粉新生作用產生糖，它們還能經由酮生成作用（ketogenesis），產生酮體。酮體與糖燃燒產生的能量是相同的，人體有些地方喜歡糖燃燒產生的能量，但也有些地方喜歡酮體提供的能量。我們的心臟五〇%至八〇%的跳動能量要靠酮體提供，腦和肌肉都能使用它做備用能量，有了它，活動、精神都不斷電。由此可知，吃油不一定變油，如果身體有需要，吃油還可以燒油呢！

9. 酮酸會讓人中毒嗎？

很多人不敢吃油，是因為他們覺得吃太多油會造成酮酸中毒（ketoacidosis）。其實，不只吃太多油會酸中毒，吃太多糖也會

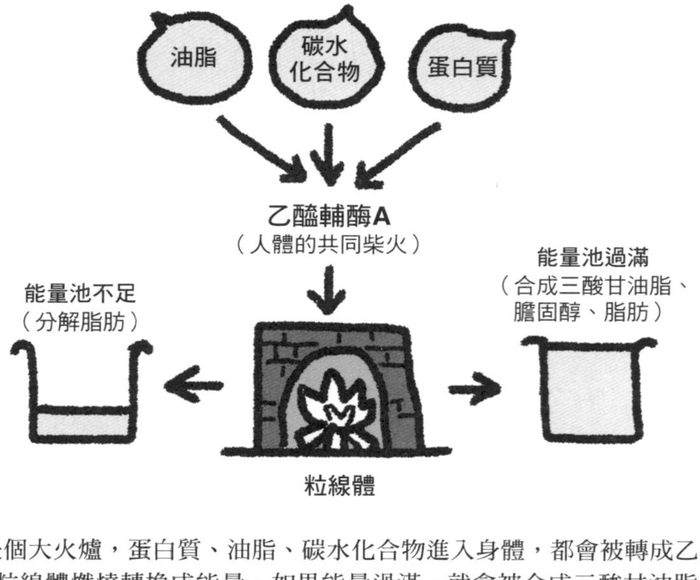

●粒線體是個大火爐，蛋白質、油脂、碳水化合物進入身體，都會被轉成乙醯輔酶A，提供粒線體燃燒轉換成能量，如果能量過滿，就會被合成三酸甘油脂、膽固醇、脂肪

酸中毒。酮酸中毒是的原因是酮體（ketone bodies）過量，而吃糖過多導致的酸中毒是因為丙酮酸鈣（pyruvate）過量。

糖被轉成人體的共同柴火乙醯輔酶A前，會先分解產生丙酮酸鈣，這個物質是酸性的。而油脂在轉成酮體後，酮體也是酸性的。人體要在糖的分解減緩後，酮體的製造才開啟，表示只要丙酮酸鈣的量減少，酮體的量就增加；當丙酮酸鈣的量增加，酮體的量就減少。它們之間的關係就像蹺蹺板一樣，一個高、另一個就低。

丙酮酸鈣和酮體都是酸性的，而且它們是你多我少、你少我多的關係，這不就表示，我們不管吃油或吃糖，都注定要酸中毒嗎？其實並不是這樣。我們會這樣覺得，是因為只有考慮到糖和油的攝取量，卻沒有考慮到它們吸收速度的不同。其實注意吸收速度跟注意攝取量一樣重要，因為人體天生有平衡酸鹼的機制，不管身體是過酸或過鹼，只要有足夠的時間，身體都有能力緩衝，只有緩衝不及，身體才會出問題。既然緩衝需要的是時間，它就與會變成酸的物質的分解速度有很大的關係。

糖和油的分解速度有根本上的不同，糖如果不和蛋白質、油脂一起吃，分解的速度就會很快，快得身體來不及應變。油脂不只能減緩食物中糖份分解的速度，而且它還會讓我們有飽足感。所以，如果我們單吃麵飯、水果，沒配上有蛋白質和油脂的食物，不但很容易過量，而且這些食物中的糖也會很快速地分解，讓血糖快速上升。上升的血糖經分解，產生大量的丙酮酸鈣，讓血液迅速變酸，身體來不及緩衝，就會形成酸中毒。同樣的道理，如果我們直接喝油，在覺得

飽足之前，往往已喝進了大量的油，就無法掌控油量的攝取，油脂也有可能因此而過量。油脂一旦過量，就會形成酮酸中毒。所以我們可以看到，任何食物單獨大量地吃，都會吃出問題。也就是說，怎麼吃跟吃什麼一樣重要。

如果我們在吃含糖的食物時，可以和有油的食物一起搭配，糖分解的速度就可以放慢。而攝取油脂時，是吃帶有油脂的肉，或是隨炒菜用的油而攝取，油脂就不會食用過量。這樣一來靠著油脂所提供的飽足感，身體就有時間告訴我們何時停止進食。如此一來，食不過量，血糖上升的速度也跟著整個放慢了。

這樣三大營養元素均衡攝取的結果，血糖上升就會緩慢，分解的速度也會緩慢。糖分解放慢，丙酮酸鈣的產生也就放慢。丙酮酸鈣那一邊的蹺蹺板開始緩慢下降時，酮體便開始緩慢生成，當丙酮酸鈣的量與酮體一樣時，蹺蹺板就平衡了。如此一來，沒有一方會過多，酸產生的速度身體都來得及緩衝，我們也就不會酸中毒了。

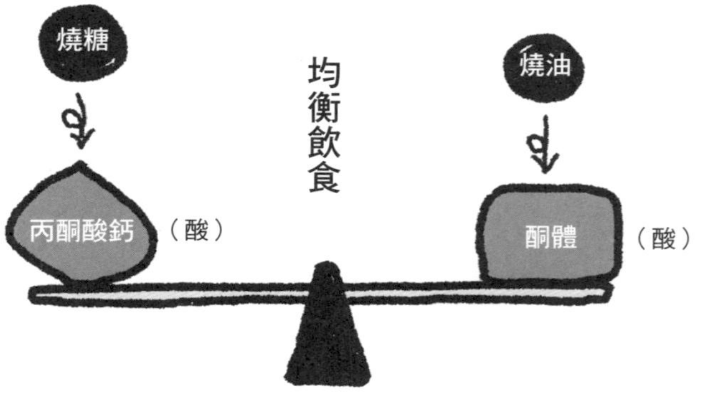

●血糖緩慢上升下降，丙酮酸鈣和酮體的量平衡，生成的速度也不快不慢，身體就都來得及緩衝，不會酸中毒

10. 均衡飲食裡有油脂，那膽固醇怎麼辦？

講到能量調度，講到均衡攝取三大營養元素用以穩定能量系統，大家都很能接受。可是，吃有油有蛋白質的肉，大家心裡都還是有所恐懼，因為有油的肉裡都含有膽固醇，所以大家的觀念會認為，膽固醇吃多了，血脂會高、心血管會被堵塞。但事實上並非如此。因為膽固醇是肝臟合成的，並非吃進去的，三大營養元素都能合成膽固醇，無論哪種太多，膽固醇的合成都會增加。而且膽固醇的合成需要能量，所以膽固醇的合成量，也是和能量池的量綁在一起的。

人體的粒線體是我們的大火爐，這個大火爐無法直接燃燒三大營養元素取得能量。這個火爐只喜歡燒一種柴火，這種柴火就是乙醯輔酶Ａ。所以碳水化合物、蛋白質、油脂經氧化後，都必須先轉化為乙醯輔酶Ａ，才能被送進火爐裡燃燒。燃燒後產生的能量就會送往能量池，供人體運作使用。

當能量池中的能量過剩，滿出來後，就會被打包成三酸甘油脂。三酸甘油脂會合成為脂肪，讓過多的能量儲存在脂肪組織這個能量倉庫裡。不只如此，三酸甘油脂，同時也能合成膽固醇。也就是說，吃麵包、吃瘦肉、吃橄欖油，通通都有可能變成膽固醇。它們到底會不會合成脂肪和膽固醇，完全要看能量池是不是滿出來了，當然也要看身體需不需要用到膽固醇。

能量池會不會滿出來，就要看注入池中能量的速度會不會太快。如果我們把水倒進杯子裡時的速度太快，水很快就會滿出來。三大營養元素裡，屬碳水化合物分解成糖的速度最快，碳

水化合物的加工食品，如麵包、洋芋片等，分解的速度會更快。分解速度愈快，送進大火爐燃燒的速度就愈快，注入能量池的速度也就快。

所以，單獨吃一片麵包，大概二十分鐘就會餓，因為它分解的速度太快，往能量池裡注入的速度就很快，池子很容易會滿出來。但是，如果我們吃一片麵包加一個蛋，大概可以撐個三小時，因為麵包裡的糖消化速度被蛋裡的蛋白質和油脂減緩了，所以，這時粒線體這個大火爐在往能量池注入能量時，速度也會較慢，變得平穩。這樣一來，合成三酸甘油脂、脂肪和膽固醇的速度也就跟著慢了下來。合成慢，分解也就不用那麼急，這些物質在用不到時，身體就有能力將它即時排出體外。

這就是為什麼，我們只要一吃多了加工碳水化合物、加工澱粉，或是飲食不均衡，糖份攝取過高，三酸甘油脂的指數馬上就升高，最後連膽固醇也跟著往上跑。那是因為這些食物化成糖的速度最快，血糖總是往上衝，能量池一直滿出來，身體只好不斷合成脂肪、三酸甘油脂，以及膽固醇。所以，想要血脂不升高，不碰油根本不是辦法，而且還有壞處；想要血脂平衡不高升，最好的辦法就是均衡飲食，讓注入能量池的速度總是不急不徐，這樣所有脂類的合成也才可能平衡、穩定，身體也才來得及分解它們，即時排出。

11. 能量上上下下，會拖垮肝臟

大家都知道肝臟是排毒的重要器官，但是並不太了解肝臟在能量調度與新陳代謝上，所扮演不可或缺的角色。

碳水化合物消化成糖後，如果能量池不足，糖轉成的乙醯輔酶A就會被拿去燃燒，以補充能量。但如果這時能量池過滿，糖就會被肝臟轉換成糖原儲存起來。如果糖原過滿，放不進肌肉組織，它又會被同時轉成人體的共同柴火——乙醯輔酶A。視體內需求而定，乙醯輔酶A可能被轉成三酸甘油脂、脂肪酸，或膽固醇。

蛋白質進了肝臟後，也是看能量池的情況行事。它可以被燃燒成能量，也可以被合成油脂類物質，或者合成蛋白質做為建造組織的原料。油脂進到肝臟也同樣可以被拿去燒，或合成油脂類物質，做成膽汁、固醇類荷爾蒙等。如果吃進來的食物裡有我們用不到的物質，肝臟還要分解再排出。可以說，肝臟這個像橄欖球般大的器官，是我們三大營養元素合成與分解的大廠，也可以說肝臟是能量池的守門員。

如果我們因為飲食不均衡，不停地震盪血糖，能量池一下過滿、一下過空，肝臟的工作就會受影響。能量過滿時，肝要將過多的能量合成脂肪；如果能量不足，肝又要忙著把糖原轉回糖，釋回血糖。或者它還要取蛋白質或油脂生成糖，以確保能量池的穩定，讓組織都有能量可以燃燒。如果我們餐餐飲食不均，肝臟就餐餐都加重工作，在它原本例行的排毒、合成分解、

組織修復外，又再加上了不停照顧能量池的工作。

肝臟這樣工作過度，最後就會受傷。當肝臟受傷時，即使荷爾蒙／內分泌系統已經調整平衡了，比如月經已不再失調，可是，因為肝這個分解和合成的工廠已無力運作，結果就是該合成的卻無法合成，脂肪、肌肉不能合成，就胖不起來。有時也會該分解的，卻無法分解，脂肪無法分解，就沒有辦法燒油，瘦不下來，或依舊滿臉青春痘。或是，澱粉攝取量明明已經減少許多，但是，血脂數卻依舊降不下來，那就是因為受傷的肝臟還是無法即時將其分解排出體外。

所以，想要新陳代謝順暢、身體可以平衡燒油，一定要照顧肝臟的健康，而最好照顧肝臟的方法，就是讓飲食均衡，不震盪到血糖，而疏於照顧其它的工作。

※注意：肝臟受傷也常是因各類中藥、成藥、西藥、酒精過量所引起的。

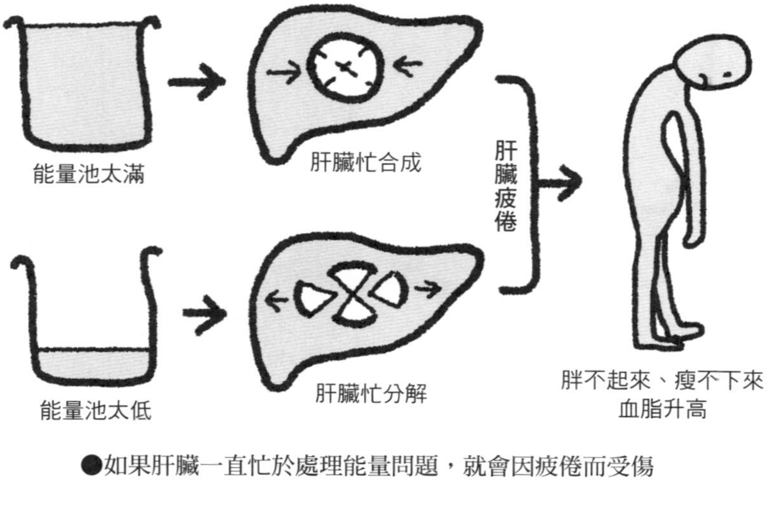

●如果肝臟一直忙於處理能量問題，就會因疲倦而受傷

12. 能量、代謝與體重之間的親蜜關係

糖尿病、體重問題、內分泌問題，這些都是大家常常聽說的新陳代謝失調疾病。只要一想到新陳代謝，通常就會想到荷爾蒙。很少人在想到新陳代謝時，會想到能量調度。其實，我們的能量與新陳代謝是綁在一起，息息相關的。

人體的三大營養元素轉成能量，注進能量池後，如果池子太滿，多餘的能量就會被合成脂肪；如果池子太空，身體就會把儲存好或剛吃進的碳水化合物、蛋白質和油脂拿來分解，燒成能量，補充能量池。這個分分合合的過程，就是一種新陳代謝。新陳代謝要運作，就跟體內各種運作一樣，都需要能量。

所以，雖然新陳代謝中的合成與分解過程都是由荷爾蒙去指示的，比如胰島素會指示身體把過多的碳水化合物合成脂肪，但是，如果在這些過程中缺乏能量，荷爾蒙在人體的位階再高也推不動新陳代謝。因此，只要體內能量調度一出問題，諸如糖尿病、體重問題、內分泌問題都會跟著出現。

●能量、新陳代謝、內分泌三者關係環環相扣，息息相關

如果我們吃的不對，能量池一下滿出來，一下空出來，跟能量綁在一起的新陳代謝就一下有能量可以運作、一下沒能量可以運作，如此一來，能量供給不平穩，就會造成新陳代謝紊亂。新陳代謝一亂，跟新陳代謝綁在一起的荷爾蒙也會跟著一起亂。

荷爾蒙一亂，什麼症狀毛病都會出現。內分泌系統不對，各類慢性病就會跟著來敲門——糖尿病、甲狀腺問題、發育太早、發育太遲、月經失調、更年期症狀、血壓失調、皮膚問題、食量問題、血脂問題等等。其中最棘手的就是體重問題，因為這個時候就會出現吃再多，也胖不起來，吃得再少，也瘦不下來的現象。

體重問題常是新陳代謝失調的結果，能量平衡、新陳代謝、內分泌、體重，彼此環環相扣，牽一髮而動全身。如果想徹底回復健康，苗條不復胖，確保能量穩定，是要第一優先處理的問題。

新陳代謝和能量池綁在一起，內分泌則和新陳代謝相連，而能量池的起起伏伏，都與我們吃的食物有關。所以，內分泌問題或體重問題並不是遺傳而來的。常常，一家人都很胖，或是一家人都很瘦，這都不是基因遺傳，而是飲食習慣一代傳一代而來的。吃出了一樣的燒油體質，體型當然一樣。

13. 沒有血糖問題，為什麼還是會太胖或太瘦？

有很多人很納悶，說：「驗血時明明沒有血糖問題，為什麼還是會一直胖（或一直瘦）呢？」那是因為我們例行身體檢查中所驗的清晨空腹血糖，是看不到人體血糖變化全貌的。我們的血糖每時每刻都在變動，它並不會只停留在某一點，因此，如果沒有測出血糖線的行徑，就很難觀察到自己有血糖「震盪」的問題。

醫學界檢測清晨空腹血糖的目的，是要檢查胰臟健康的狀況，而不是要檢查人體血糖與食物之間的關係。人體在正常情況下，也就是飲食均衡、腎上腺健康時，皮質醇在我們剛起床時應是最高的。皮質醇一釋出，血糖就開始升高，我們就會被這升高的血糖叫醒。這應該是一天中唯一一次人體用皮質醇提升血糖的時刻。如果這個人的胰臟是健康的，那麼這時他的血糖雖然升高，胰島素的分泌量依舊有能力將血糖控制在正常範圍內。但是，如果他的胰臟是不健康的，或是已經對胰島素產生了阻抗，清晨高升的血糖就無法被壓下來。所以，若清晨血糖往上跑超過正常範圍時，這個人就會被判定得了第二型糖尿病。所以，清晨空腹血糖的檢測，並無法檢測出食物與我們血糖的關係，它只能看出胰臟當時的健康，或是我們是否有胰島素阻抗的問題。

如果我們想知道自己是否有血糖震盪的問題，了解食物與血糖的關連，就必須檢驗飯後血糖。但醫學界例行測飯後血糖的方法，多只測單一時間點，只檢測餐後二小時左右的血糖，但

這樣也一樣不全面。好比一個人吃過早餐後的血糖其實衝到了１４５mg/dl，但進餐二小時後，他的血糖剛好掉在１００mg/dl，這時測得的血糖，沒有超出範圍，所以檢測數值為正常。但又過了半小時，他的血糖掉到了６０mg/dl，已經掉進了谷底。這時，他開始冒汗、手抖，餓到眼冒金星，因為吃餅乾不健康，所以改吃水果。但水果分解完畢後幾乎全數化成糖，所以他的血糖在早餐後三小時左右，衝到了１５０mg/dl。午餐前，他想再測一次餐前血糖，了解自己血糖的情況，結果血糖剛好掉到９５mg/dl。所以這樣單點測血糖，讓他一直以為自己的血糖很漂亮。

因此，我們可以看得出來，只測量單一時間點的血糖，很容易誤以為自己吃得均衡，沒有血糖震盪的問題。所以我們測血糖時，不能只測量單一時間點，而必須從早餐到中餐，每小時測量一次血糖，這樣就可以很清楚看到血糖的行徑與

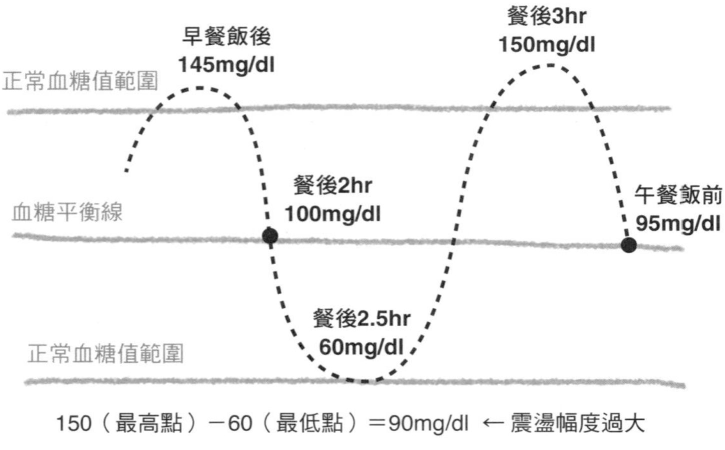

●只檢測餐後兩小時及餐前血糖看不出血糖震盪的問題

震幅。所以，如果前面提到的人，餐後每一小時測一次血糖，他就會知道他的早餐吃得並不均衡，因為血糖從145mg/dl掉到60mg/dl，這個85mg/dl的震幅實在太大了，身體要調整能量的大幅震盪需要耗損很多資源。此外，中途補充的水果也會將他的血糖推得很高，因為水果吃完之後的血糖震幅是60mg/dl到150mg/dl，150－60＝90 mg/dl，這樣的震幅也對能量調度有害無益。

因為身體檢查時所測的清晨空腹血糖並無法測出血糖在飲食後的震盪，所以它便無法預防第二型糖尿病，因為若等到清晨空腹測血糖的數值已超出範圍時，胰臟受傷就已經很深了。相反的，若我們餐與餐間以每一小時為間隔測量血糖，就能夠看得出自己所選擇的食物與血糖的關係，預防血糖過度震盪所引起的各種身體問題。

如果血糖在我們進餐後大力震盪，全身就會出現能量不穩定的情況，能量池就一下枯竭、一下滿溢。由於人體的代謝需要穩定的能量來運作，當能量池不穩時，代謝也就開始紊亂，結果造成不是太胖、就是太瘦，也會有許多慢性病產生。這就是為什麼許多糖尿病的併發症，如神經麻痺、身體僵硬、傷口癒合不良、眼睛問題，不只有糖尿病病患才會得，只要血糖長期大幅震盪，也都有可能會得。

14. 為什麼糖吃多，肚子、屁股、大腿會變大？

為什麼我們每次一胖，都先胖肚子、屁股和大腿呢？讓肚子和屁股變大的荷爾蒙是壓力荷爾蒙皮質醇。那皮質醇為何會分泌？又為何會過量呢？

調度能量時，身體是順應著能量環境而走，也就是如果能量太多，就合成；能量太少，就分解。但掌管生存的壓力荷爾蒙卻有能力和身體走反方向。也就是，不管現在體內能量狀況如何，它的目標就是要保留能量，用以支援緊急壓力（acute stress），也就是立即需要能量處理的壓力；或者支援處理長期壓力（chronic stress）時所需的能量。所以，只要身體面臨壓力，不管能量池是多是少，壓力荷爾蒙都能命令組織分解以提供能量，同時也能強制合成能量，讓脂肪愈堆愈高。

身體是個極度講求優先順序的機制，會立即影響生存的一定先處理，會影響往後生存的則稍後處理。例如，我們在路上碰到了一隻老虎，這是會立即影響生存的壓力，屬於緊急壓力。如果我們缺乏能夠與老虎打鬥或用以逃跑的能量，就必死無疑，因此保留能量，必須最優先處理。處理緊急壓力能量的荷爾蒙，是腎上腺素（epinephrine），它是壓力荷爾蒙的一種，就因為有它，我們才有爆發力可處理差點被車撞到、差點被火燒到、差點被人打到的緊急狀況。

但生活中並不是每一種壓力都是緊急的，例如體內發炎、耐力型運動、痔瘡、組織缺氧（hypoxia）、低血糖、發燒、受傷、低血壓等。這些並不屬於緊急事件，但它們對身體來說，

卻也都是壓力。也有些壓力並非來自於身體，它是生活與人際上的壓力，比如夫妻吵架、跟老闆處不好、有報告要交、有考試要準備等。這些壓力，就是長期壓力，長期壓力是由皮質醇這個壓力荷爾蒙在處理的。由於這些長期壓力並不立即影響生存，但如果不處理好，它們最後都會嚴重影響生存。特別的是，在處理這些長期壓力時，我們卻依舊必須面對不能預測的緊急壓力，所以皮質醇就被賦予了雙向通行證。

皮質醇擁有的雙向通行證，就是它可以同時要求身體分解取得能量，也能同時要求能量被儲存備用，分解與合成它同時都能辦到。所以，皮質醇在使用雙向通行證時，它可以不理會血糖的狀況。比如，血糖升高時胰島素會出來讓糖進入細胞，用以降血糖。但皮質醇只要釋出，細胞就會自動出現胰島素阻抗，血糖進不了細胞，停留在血液裡，血糖就開始升高。此外，皮質醇也能分解肌肉組織，取得蛋白質，進行動物澱粉新生作用，將蛋白質轉成血糖。這些，都能讓血糖升高。

皮質醇的目的是讓糖留在血液裡，以備支援緊急壓力時所需的爆發力。不只如此，皮質醇同時也會忙著將能量合成脂肪儲存，囤積在肚子和臀部、大腿的位置，儲存能量，以備長期抗戰使用。所以，只要皮質醇在，不管脂肪組織這個倉庫是不是已經滿了，都還要繼續囤積。不只如此，強大的皮質醇也可以抑制甲狀腺荷爾蒙分泌，同時關閉消化、生殖、神經等系統。

這就是為什麼專家總是提醒我們，如果要避免壓力荷爾蒙對身體的傷害，一定要注意自己是否有長期發炎，或者盡量減輕生活壓力的原因。但是，我們卻忽略了一樣現代生活中最容

易面臨的長期壓力，那就是低血糖。遠古時代，低血糖代表的就是壓力，因為當時食物不易取得，如果好幾天打不到獵物，面臨飢荒，血糖掉到谷底，它就是生存的壓力。血糖一低，皮質醇就要趕快出現，分解組織以提升血糖，讓各器官不至於沒糖可以燒。我們現在生活中食物雖從不匱乏，但卻充斥著讓血糖震盪的機會。只要吃一大盤水果、單獨吃一片麵包，都會快速將血糖推高，由於胰臟無法判斷糖量，就會將胰島素全數釋放，過量的胰島素就又把血糖壓得很低。所以，血糖衝得多高就掉得多低，當血糖衝進了谷底時，皮質醇就跟著泛濫。

荷爾蒙從作用到代謝所需的時間可以用半衰期（half life）這個說法來形容。一般荷爾蒙的半衰期都只有幾分鐘，比如胰島素的半衰期是六分鐘、高血糖素的半衰期是三到五分鐘。但皮質醇與其它荷爾蒙不同，它的半衰期長達七〇至一二〇分鐘。如果我們的低血糖並不是因為好幾天打不到獵物，而是因為吃錯食物才被壓到谷底，而且是一整天都吃錯，血糖就會一天衝進谷底好幾次，就好像一天就經歷好幾次飢荒一樣。如此一來，作用時間長的皮質醇就一整天不停地在體內循環，讓糖留在血液裡，也忙著將能量合成脂肪，囤積在肚子、臀部和大腿的位置。

這就是為什麼，糖、澱粉一吃多，不管你是亢進型、減退型燒油體質，總是胖在肚子、屁股、大腿的原因。所以我們也才會看到有些人明明身材纖瘦，但肚子和屁股卻很大，不成比例。

15.為什麼會餓了也不想吃，或一吃就停不下來？

根據卡路里進，卡路里出的理論，很多人以為，只要少吃幾餐，就可以變瘦。所以減肥的人都想能不吃最好就不吃，可是餓個幾餐，又忍不住狂吃起來，或者正餐不吃，卻猛抓零食。

會這樣，是因為他們沒有平衡型燒油體質。有平衡型燒油體質的人，有個把關很嚴格的食量。他們的食量能準確報出能量池的情況，如果能量池不需要補充，就一口也吃不下。因為食量能監測能量池，能量池不夠時又可以燒油補充，所以有平衡燒油體質的人，不餓時不需要吃，吃不到東西時，就讓消化休息，同時燒油減脂。這樣，人一定要吃三餐的界限就可以被打破，能吃時從不過量，吃不到時也充滿了能量。

幫能量池向身體通風報信的機制，是掌管我們食量的荷爾蒙，叫瘦體素（leptin）。瘦體素是由白色脂肪組織釋出的，它的發現，讓我們原本認為無用的脂肪組織，一下子被晉升到了內分泌系統中。瘦體素就住在脂肪這個倉庫中，當能量池過滿，脂肪儲存夠了，瘦體素就會去向腦子下達指示：「不要再吃啦！」這時，我們的食慾就會減少，也吃不下食物。當能量池下降，脂肪儲存不足時，瘦體素就再度向腦子下達命令：「快吃啦！」這時，我們就會覺得飢餓，想要吃東西。

那麼，瘦體素是怎麼知道我們的能量已經足夠，通知身體停止進食的呢？一提到能量，就一定要提到體內最重要的能量來源——糖。體內看管糖量的荷爾蒙是胰島素，血糖一上升，胰

島素就上升。血糖上升快；胰島素就大量釋放。胰島素的出現，是為了要調節能量池，不讓血糖一直上升，免得能量池滿到身體來不及處理。因此血糖一高，能量池一滿出來，胰島素就會指示合成脂肪，送進脂肪組織這個備用能量倉庫。另一方面，糖多、脂肪就合成，住在脂肪組織裡的瘦體素就會釋放，趕快跟腦子講：「脂肪存夠啦，不要再吃了」。所以，胰島素上升時，瘦體素也會跟著上升。

如果我們平時有習慣三大營養元素一起吃，均衡飲食，而且吃會化成糖的食物時都很小心，不過量，這時，因為油脂和蛋白質能減緩碳水化合物中糖分解的速度，所以，血糖上升的速度就很慢。慢慢上升，再慢慢下降。因為慢，所以胰島素和瘦體素的釋出，也都是慢慢的，量都是

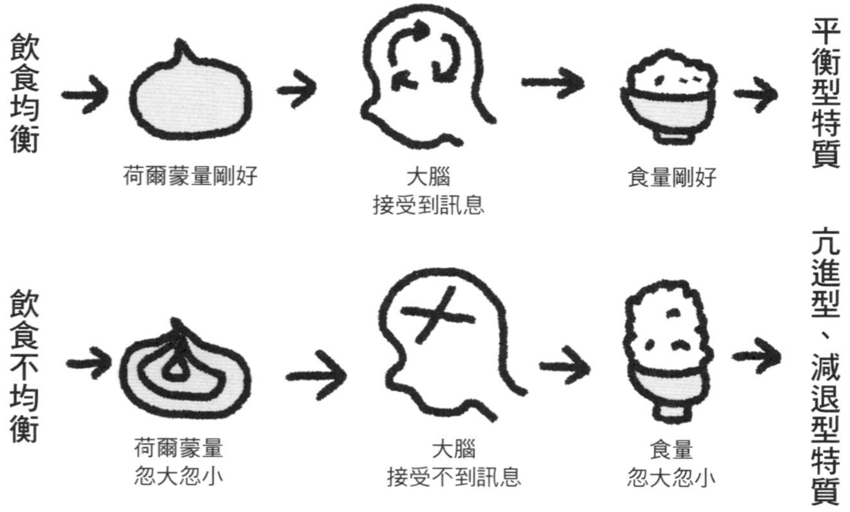

●飲食不均衡，會把食量這個為我們能量池狀況通風報信的機制打亂

剛剛好。荷爾蒙送訊息給細胞時，是把自己插進細胞裡的接收器。胰島素插進細胞接收器時，就讓細胞開門，讓血糖進細胞燒成能量。瘦體素插進細胞接收器，量剛剛好時，腦就會讓我們餓時吃、不餓時不吃。所以，「餓時想吃，不餓時一口也吃不下」就是平衡型燒油體質的食量特徵，它能確保我們的食量「剛剛好」。

但是，如果我們平時飲食不均衡，吃化成糖的食物很隨意、量很大。這時因為這些糖沒有油脂和蛋白質拉著，無法減緩它分解的速度，所以血糖上升的速度就很快。血糖衝上去，速度太快了，胰臟無法預估會有多少糖進來，就一次把胰島素大量釋出。由於釋出量太大了，細胞很快開門讓糖進去，血糖就很快地又重重掉了下來。這樣不均衡的飲食，造成餐餐震盪血糖，大量的胰島素不停地要求細胞開門，最後細胞受不了了，就把接收器收起來了。這時，雖然身體會釋出胰島素，但是，卻無法降下血糖，就會產生胰島素阻抗。

由於瘦體素的分泌量是配合著胰島素，因此，當胰島素阻抗時，瘦體素也形成了阻抗，細胞就不想再聽瘦體素要傳達的訊息。腦子一接不到瘦體素的訊息時，就變成「餓了也不想吃」或是「飽了也停不下來」的窘境，這也就成了有亢進型和減退型燒油體質的人的食量特徵。一旦變成這樣的食量特徵，就失去自由和享受，看著美食卻沒有進食的慾望。或者，明明已經吃撐了，卻還是停不下來，吃個不停，食量大大地超過需要。

所以，人到底一天該吃幾餐，或者一天中不同的時段到底該不該吃，其實不是人決定的。我們每一天到底該吃幾餐、到底該吃多少，其實是瘦體素決定的。平衡燒油體質的人，瘦體素

是敏感且功能強大的，它會告訴我們每餐該吃多少，每天依活動量和能量耗費情況來決定吃幾餐。這種輕鬆跳餐卻不影響下次進食食量的能力，是平衡型燒油體質的人獨有的。

16. 大量運動真的會讓你瘦嗎？

每當我們吃得過多時，常常第一個想到的就是運動，想把多吃進去的能量藉由運動消耗掉。多吃會有多出來的能量，運動可以消耗能量，所以，照理說，吃多動多，脂肪是可以被燃燒掉的。但問題就出在，如果我們常常運動過度，能量池會發現它需要支援的是耐力而不是爆發力，結果讓身體視之為長期壓力，皮質醇就會釋出。皮質醇一出現，能量調度，就反其道而行了。長期不均衡的結果，腺體會因此而受傷，所以大量運動就有可能會動出亢進型或減退型燒油體質。

卡路里進、卡路里出理論的另一個影響，是讓大部份的人都認為，只要動得多，就會瘦，所以大量運動就變成了時尚，諸如飛輪、馬拉松、長時間組合式運動。每次做完這些運動，大汗淋漓，就會覺得自己燃燒了好多油，只要持續下去，很快就會瘦。但我們不知道的是，我們劇烈運動時，因為能量消耗得很快，所以能量池很快就會枯竭。能量池枯竭就和血糖掉到谷底一樣，對身體來說是生存壓力。所以就像血糖掉到谷底一樣，皮質醇會按照能量被消耗的速度

從腎上腺釋出。

皮質醇一出現，它第一件事就是讓細胞出現胰島素阻抗，讓血糖進不了細胞，使血糖持續升高。皮質醇會這麼做是想保持糖在血液裡的數量，用以隨時支援緊急壓力，比如突然遇到了老虎，需要能量搏鬥或逃跑。可是，如果緊急壓力並沒有出現，那麼皮質醇就會立即將能量打包，儲存成脂肪，它這麼做，是想用這些備用的能量來支援長期的壓力。長跑、飛輪等長時間的耐力與劇烈運動，就是被身體視為長期壓力的運動。

皮質醇一出來，就會在血液中循環好幾個小時。結果，若我們在劇烈運動完之後進食，不管吃的是什麼，皮質醇都會打包合成脂肪。所以，過度運動不見得對瘦身有好處。

要是我們持續每天都這樣過度運動，皮質醇就每天形成胰島素阻抗，胰臟就開始受傷。由於日日過度運動，腎上腺也要日日釋出過量的皮質醇，所以腎上腺也會同時開始受傷。如果不但過度運動，還同時飲食不均衡，那血糖一上一下時，胰島素和皮質醇都會不停地被大量釋出，胰臟和腎上腺就緊跟著對方，更加速被損傷。

最後，要是胰臟比腎上腺先衰退，血糖線就會整個往上移動。血糖總是升高，能量池總是過滿，脂肪組織就開始快速增加。沒機會燒油，卻總是合成脂肪，燒油小於脂肪合成就是減退型燒油體質。有這種體質，當然會愈跑愈胖。但是，要是腎上腺的機能先衰退，血糖就整個往下移動。血糖總是過低，能量池總是不滿，脂肪組織就燒得很快。總是燒油，沒機會合成脂肪，燒油大於脂肪合成就是亢進型燒油體質。有這種體質，想胖也胖不起來，愈動愈沒肌肉。

所以，想要有平衡型燒油體質，不但要均衡飲食，運動也要適度、有策略。如此一來才能真正訓練體內的能量調度機制，讓它變得愈來愈有效率，以最少的卡路里，燒出最大的生命力。

17. 改變自己的燒油體質，改變生命

與機器相比，身體的能量調度效率，要遠勝過世上最有效率的機器，它的運作，幾乎沒有浪費可言。身體的能量調度可以這麼有效率，就是因為它能在不同的情境下，以不同的原料，燃燒出能量，這個能力，就是適應力。生物遠強過機器，差別就在這裡。身體的適應力，是體內各方在不同情境下保持的體內平衡所賜。而這個體內平衡中監控最嚴格的，莫過於能量池。

能量池的起伏，跟飲食有最直接的關係，它的關係，不只是在食物的量，而且還有食物分解的速度。能量池的起伏型態，最終決定了身體是燒油還是存油。這真是一個好消息，因為這就代表燒油體質並由非基因遺傳而來，我們擁有什麼樣的燒油體質，飲食其實就能左右。

既然我們能左右自己的食物選擇，也就表示，我們能掌控自己的燒油型態。吃對了，不但能培養出平衡型燒油體質，得到美妙的身材，而且，平衡燒油者的體質，因為能量穩定均衡，所以它也能燒出健康大獎。

生命的泉源，始自於能量，因為有它，生命才有動力。如果你能學會駕馭體內能量調度，不但能改變自己的燒油體質，你的生命，也會因此而出現轉機與動力。

chapter

2

平衡型燒油體質
給我們的健康基礎

1.脂肪可燃燒，肌肉可重建，身材一定勻稱

如果我們的能量供給穩定，能量池的量也總是不多不少，這時，人體的運作就不會出現想工作，卻缺乏能量的窘境。因為能量池穩定，所以身體需要消耗能量時，就可以自由使用。如此一來，各系統之間的合作，也都會非常順暢。所以平衡型燒油體質不只能燒出有型的好身材，它還能確保我們的健康，讓我們遠離疾病。

平衡型燒油體質的人，在外表上最大的好處，就是身材均勻。身材均勻不光只是瘦，因為瘦的人，身材不見得均勻。身材均勻的人，該有肉的地方會有肉，該有油的地方會有油；不該囤積的地方，也都沒有囤積。他們腰是腰、肚子是肚子，健康由裡往外顯現，健康看得見。

其它兩型燒油體質的身材就和平衡型燒油體質的人不一樣。亢進型燒油體質的人，能量池常常接近枯竭，油脂和蛋白質總是必須被調出來燃燒做為能量，到最後，肌肉就會鬆垮，身體缺乏油脂。即使瘦，身形也顯得鬆垮，全身沒油，皮膚和頭髮粗糙，而且非常乾燥。減退型燒油體質的人，也是一樣，他們的能量池總是過滿，身體不停地將過剩的能量合成脂肪，囤積各處。腰部肝臟附近存滿後，就往屁股、大腿囤積。全身都看不到肌肉，因為肌肉上面都被脂肪覆蓋住了。全身浮腫，缺乏體態。

平衡型燒油體質的人就不同了，他們的能量池總是不過滿，也不枯竭。在人體能量緩慢上下時，平衡型燒油體質的人身材比例就有機會重組，因為在身體原本儲存的脂肪燒完後，重新

合成脂肪時，會囤放在人體應該囤積脂肪的地方，結果就是身材凹凸有致。

蛋白質更是如此，蛋白質一旦被分解，就有機會再重新合成，再合成的蛋白質跟脂肪一樣，既然不用擔心能量池隨時都可能枯竭，便可以在重新合成時按照需求的位置置放。如果這個人的手臂常活動，肌肉便在那裡合成；如果這個人常走路，那腿部肌肉就會加強合成，腿部會在脂肪分解時變纖細，也在蛋白質重新合成時變結實。也就是說，能量池一開始平穩，身體相信它不需要再照顧一下太滿一下又枯竭的能量池後，它就會開始調動脂肪、蛋白質，重新在全身各處重組、雕塑身材。

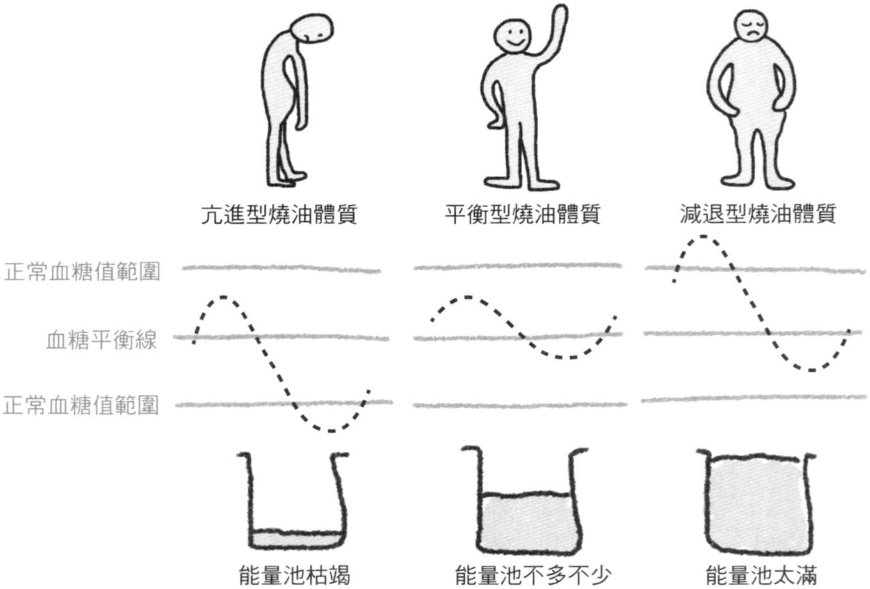

●亢進型燒油體質的人，血糖總是過低，可能瘦，但身材比例不均衡
平衡型燒油體質的人，血糖不高不低，身材苗條勻稱
減退型燒油體質的人，血糖總是過高，全身浮腫，缺乏體態

2.血糖穩定，肚子餓也不難過，精神好體力好

很多人很怕肚子餓，包包裡總是隨身放著零食，因為他們怕吃不到東西，血糖會掉得太快，那時，就會手抖、脾氣大，餓得難受。之所以會有這種感覺，是因為他們的燒油體質還沒有平衡，所以餓時血糖掉得太快、太深，就會感到難過。擁有平衡型燒油體質的人卻不一樣，就算十幾、二十小時吃不到東西，血糖也還是能保持平穩，就算餓，也絕不會難過。

平衡型燒油體質的人，因為能量池從未被不均衡的飲食震盪，所以容量總是不多不少，血糖總是不高不低。如果這個人無法吃到食物，血液裡的糖被用完了，他可以先把身體裡原本儲存好的糖原拿出來燃燒，補充能量池。他也同時能將原本存放的脂肪取出，經動物澱粉新生作用轉化成糖，燃燒成能量。不管是糖原被釋放，或是油脂與蛋白質經動物澱粉新生作用轉成糖，人體的血糖都能持續被提升。這就是為什麼，平衡型燒油體質的人即使好久都吃不到食物，血糖依舊能保持平衡的原因。就因為血糖是平衡的，所以就算餓也不難過，精神體力還是很好。

但是，亢進與減退型燒油體質的人卻不一樣。因為他們的血糖總是不停震盪，所以，每當他們的血糖掉下來時，就是非吃不可，不然會餓到頭暈腦脹、冒汗、手抖。如果這時他們的身邊並沒有營養、平衡的好食物，他們還是必須吃，結果就是愈多糖的食物愈想抓。但是一吃錯，又把本來就已經不平穩的血糖震盪得更厲害了。可以說，這兩類的人，什麼時候吃，吃什

麼，都無法自由控制。這樣血糖震盪久了，胰臟先受傷，就會得第二型糖尿病，如果腎上腺先受傷，就會低血糖。

平衡型燒油體質的人因為血糖總是持平，所以如果某餐沒有平衡、營養的好食物，就算跳一、二餐或三餐也沒有大礙。擁有平衡燒油體質的人可以一直等到有好食物出現時才吃，有選擇吃什麼，什麼時候吃的自由。在這段等待的時間裡，身體還能同時燃燒油脂、雕塑身材。所以，能夠平衡燒油的人，血糖總是平穩的，沒有糖尿病和低血糖的顧慮。

3.腎上腺不疲倦，心悸、心律不整不上身

人體運用能量的狀況也會影響我們的心臟健康。我們測量心電圖時看到的一上一下的曲線，就是讓心臟跳動的電流狀態。有時，心電圖顯示的心跳，會在跳動中間暫停，或是不時心跳加速，這些，都是心臟跳動出現了症狀，不能不注意。

心跳有問題有可能是因為電流生產失衡，也有可能是供給心臟跳動的能量不穩定所造成的。心跳不穩定，全身供血都會出問題，尤其是腦部，腦部的氧氣是血液供應的，再短的暫停缺氧，對腦子的健康都會產生致命的危險。

心臟是與骨骼肌肉相似的肌肉組織，我們肌肉組織的收縮與放鬆，靠的是礦物質（也就是

電解質）進出細胞膜所產生的電流。這些進出的礦物質中，屬鈣與鉀最重要，鈣進出細胞膜能使電流產生，讓肌肉收縮。而當鉀進出細胞膜時，能使電流平緩，讓肌肉放鬆。這一收一縮，就讓心肌順利收縮，把血流打進身體各處。這個收縮的運作，跟體內其它運作一樣，都需要能量。而心臟需要的大部份能量，都來自於燒油後產生的酮體。

亢進型與減退型燒油體質的人，因為血糖過度振盪，腎上腺都極不健康（參見３９頁）。腎上腺掌控了體內礦物質的去留，因此，他們的腎臟會因為讓鈣鉀排出失衡，而造成鈣鉀的比例失衡。當鈣太多時，心肌放鬆困難，心臟收縮後就無法放鬆，往往跳得太快，形成了心悸。如果鉀過多，心臟又會過度放鬆，在收縮後放鬆過久，就好像少跳了一下，形成了心律不整。

除腎上腺不健康外，能量供應不穩定也會造成心律不整。減退型燒油體質的人，因為燒油總是有

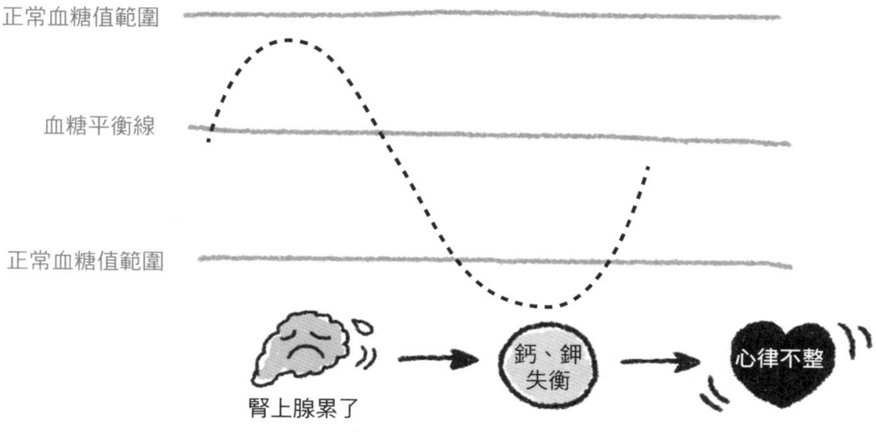

●腎上腺過度疲勞，會讓人體鈣、鉀失衡，造成心律不整

困難，所以酮體取得不易，酮體提供的能量較燃燒糖類提供的能量穩定，所以是心臟最喜愛的能量，如果心臟總是要不到它最喜愛的能量，心跳也就會開始不穩定，形成心律不整。

平衡型燒油體質的人，有能力持續以身體儲存的油脂來燃燒成酮體，供給心臟跳動所需的能量。而且因為血糖平穩，從不掉進谷底需要驚動到腎上腺出馬調整血糖，所以他們的腎上腺不會疲倦，很健康。就因為腎上腺很健康，因此鈣、鉀從腎臟排出的量，就抓得剛剛好。鈣、鉀含量剛好，心肌因電流刺激的緊縮與平緩能輪替進行，心肌便能在收縮後順利放鬆，放鬆後又順利收縮，如此一來，心跳就能穩定地輸送血液進入身體各處，提供能量及營養、排除廢物，這就是健康的基礎。

4. 鉀鈉進出平衡，血壓常保穩定

很多人誤以為血壓低就是好，其實，只要是和身體運作相關的事，都只有剛剛好才可能是健康的。人體正常的血壓跟體溫一樣，是有彈性的，遇到不同的情境，我們可以自如地收縮或放鬆血管。

人體的血壓是由腎上腺釋出的鹽皮質激素所掌控，此類荷爾蒙的多少，決定腎臟當下是要保鈉排鉀，還是排鈉保鉀。鈉過多就容易高血壓，鹽就是鈉，所以很多人有錯誤的觀念，以為

吃過多的鹽會得高血壓，其實這是身體自行控制的，和吃進去的鹽關係不大。相反地，鉀如果過多，就容易低血壓。如果鉀、鈉平衡，血壓就會有彈性，雖可能因應不同的情境有所改變，但總能回到平穩的地帶。

亢進型與減退型燒油體質的人，都會因為血糖震盪過度，使得腎上腺疲倦。疲倦的腎上腺機能不是太亢進，就是太減退，因此它們產生的鹽皮質激素不是太多，就是太少。

鹽皮質激素產量太多時，就會一直指示腎臟保鈉排鉀。鈉就是鹽，所以當腎臟不能把鹽排掉時，此時這個人就容易血壓高。相反的，鹽皮質激素太少時，腎臟也可能排掉過多的鈉，保過多的鉀，如此一來，這個人的血壓就容易過低。所以，有亢進型與減退型燒油體質的人，血壓無法平穩，不是太高就是太低。低血壓和高血壓一樣危險，有低血壓的人很容易頭暈、昏倒。這是因為低血壓的人對深層臟器的血液輸送常常不足，因此各器官包括腦部，都可能會因為血液不足而產生疾病。

此外，腎臟排過多鉀的同時會引起肌肉無力，以及水腫問題。排過多的鈉，則相反地會引起肌肉僵硬，以及脫水問題。

平衡型燒油體質的人，腎上腺體不疲勞，所以它可以適時釋出適量的鹽皮質激素，血壓因此總是很平穩；同時也有能力在適當的時機應變，以支援適應外在環境，如突如其來的緊急事件，對應溫度變化的調節等。

5. 體溫調節有彈性，手腳不冰冷

有些人很怕熱，天氣一熱，就算不動，也一樣汗流浹背。有些人則很怕冷，當氣溫一下降，就手腳冰冷，冷到無法入睡。我們常不注意此事，認為這是天生體質造成的。其實不然，因為一個健康平衡的人，體內有自動調節溫度的機制，有能力適應冷熱的轉變，能適度調整體溫，體溫也能依照環境而有變化。天冷時感受得到冷，知道加衣；天熱時感受得到熱，知道脫衣服。此外，在氣溫上升或下降時，身體也懂得緩衝，讓人不會過冷或過熱。

人體對冷熱的適應，和能量有緊密的關連，因為我們吃進去的原料在體內火爐的粒線體內燃燒時，都會產生能量，再附帶產出熱能（heat）。這個熱能，就是保持我們體溫平穩的來源。體溫平穩很重要，因為酵素要在人體生化過程中發揮作用，它們對溫度有一定的要求。酵素很重要，因為所有的生化運作都要靠酵素才能加速完成，要不然身體運作就會像慢動作一樣出現問題。

一個擁有平衡燒油體質的人，遇到不同的環境溫度時，能夠靈活地調整身體燃燒能量的速度，用以調節體溫。如果天氣很熱，身體會自動降低能量的產出，讓產生能量時附帶產出的熱能少些，體溫不會太快升高。如果天氣很冷，也能加速產出能量，讓附帶產生的熱能多些，體溫自然升高用以禦寒。所以，這個人可以汗流得不多不少，冬天手腳不易冰冷。

但是，亢進型與減退型燒油體質的人就不是這樣了。亢進型的人脂肪燃燒得太快，不停產

生能量，附帶產生的熱能也就跟著增多，無法配合周遭環境改變，即使在大熱天裡，也無法調節體溫。因此，身體為了要降溫，只好用水將熱能往外送，結果就是連不動，也會為了散熱，流得滿身大汗。減退型的人，則是相反，因為能量池總是過滿，不需要分解那麼多脂肪以產生能量，附帶產出的熱能也就同時不足，所以，有時就算氣溫下降，體溫也無法調升以適應環境裡的溫度，手腳便始終冰冷。中醫這時常會診斷出身體過熱或過寒的狀況。

亢進型與減退型燒油體質的人的體溫症狀，在更年期最為明顯。女性在經歷更年期時，卵巢功成身退，開始把製造性荷爾蒙的工作移交給腎上腺。由於亢進與減退型燒油體質的人，腎上腺受傷都極深，因此，在更年期卵巢要把棒子交給腎上腺時，這個移交的工作就會不順利。如果這時飲食依舊不均衡，血糖不停震盪，能量池總是

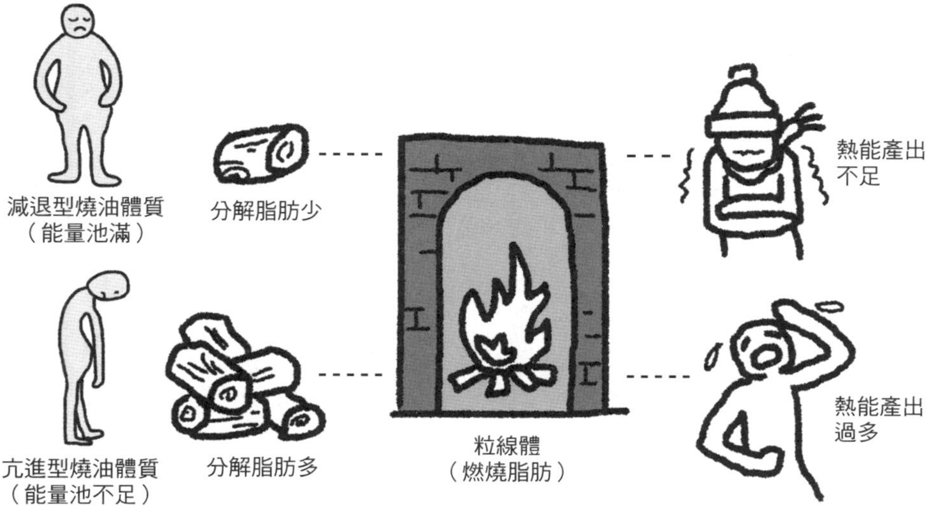

●燒油不平衡，能量產出就不平衡，體溫無法正常調節，可就能過冷或過熱

接近枯竭，就會又再度把更沉重的負擔壓在已經累壞的腎上腺上。這時體內能量調節、燒油的速度就開始大亂。所以更年期的女性，有時只是躺或坐著不動，也依舊會突然滿臉通紅、全身出汗，這所謂的熱潮，就是不均衡燒油體質的結果。體溫和氣溫無法協調，能量和熱能突然大量產出，就會突然全身大汗（注意：肝臟堵塞也會出現出汗過多的情況）。

燒油體質一失衡，體溫的調節，也就跟著失序，只有平衡燒油，才可能平衡產生能量與熱能，讓體溫能跟得上環境裡溫度改變的腳步。

6. 日出能起、日落能息，睡眠有品質

能量調度不平衡，也可能造成失眠。我們常常聽人說：「我是夜貓子，愈晚靈感愈多。」這種說法好像晚睡是他們的選擇一樣，其實夜貓子，並不是「不想」早睡早起，他們多是「不能」早睡早起。

身體是大自然的一部份，我們的生理運作，當然也是跟著世界的中心——太陽在運作。既然人體的生理時鐘是跟著太陽在走的，如果我們的腎上腺健康，那麼，當我們清晨起床時，皮質醇便是一天當中產量最高的時刻。皮質醇是壓力荷爾蒙的一員，適量的壓力荷爾蒙，讓我們能迎接生活裡的各種挑戰，精神十足，腦筋轉得快，靈感豐富。

但皮質醇的的產量，會隨著太陽下山，慢慢開始減少，到太陽下山後三小時，它在血液中的量就應該達到最低。就因為如此，沒有了讓我們想戰鬥、興奮的壓力荷爾蒙，我們就會開始覺得睏。這就是所謂的皮質醇生理時鐘（cortisol circadian rhythm）。平衡型燒油體質的人最大的體質特徵，就是有健康的腺體。因此，平衡型燒油體質的人，生理時鐘規律，日出而起、日落而息，一沾枕頭就睡、一起床就精神奕奕準備戰鬥了。

亢進型與減退型燒油體質的人，最大的體質特徵則和平衡型相反，他們的腎上腺都非常不健康。腎上腺一不健康，就開始與生理時鐘脫軌，睡眠被攪得亂七八糟。腎上腺受傷時，它生產的皮質醇便跟不上生理時鐘。所以，清晨本該產出最大量的皮質醇時反而缺乏，這個人就需要花很大的力氣才能起床，起床後又精神不佳。而夜裡原本皮質醇的量應該很少，卻一下子大量釋出，結果就翻來覆去怎麼樣都睡不著。

燒油體質與能量調度緊緊相連，因此，當燒油體質一失衡，能量生產就大亂。在我們不需要能量時，它高度生產，讓我們睡不著；而我們需要能量時，它卻偏偏不足，讓我們起不來。所以，想要睡得好，不失眠，就必須要先培養出平衡型燒油體質。

7.腦能量平穩，能專心、能放鬆

現在學校裡最讓老師棘手的，莫過於學生無法專心。無法專心其實並不是只有小孩才面臨的問題，許多成人也有注意力不集中的煩惱，想不起事情，面對突發狀況時，反應不過來。腦子好像裡總是一團迷霧，什麼事情都想不清楚。有些人則是相反，他們可能盯著一個目標，永無止盡地執行，不能停止、不會休息。連放假日，都沒辦法平靜地喘口氣、放鬆一下。這些人不放鬆並不是因為他們的個性如此，不放鬆是因為他們無法放鬆。

人的大腦只佔體重的二%，但是，它卻必須消耗人體二〇%的能量。大腦對身體的能量供給狀態最敏感，能量只要一不充足，大腦馬上知道。由於大腦的主要能量來源是糖，不但如此，腦細胞還與一般細胞不同的是，它無法儲存糖份，因此，血糖線所處的位置，對大腦來說，就非常重要了。

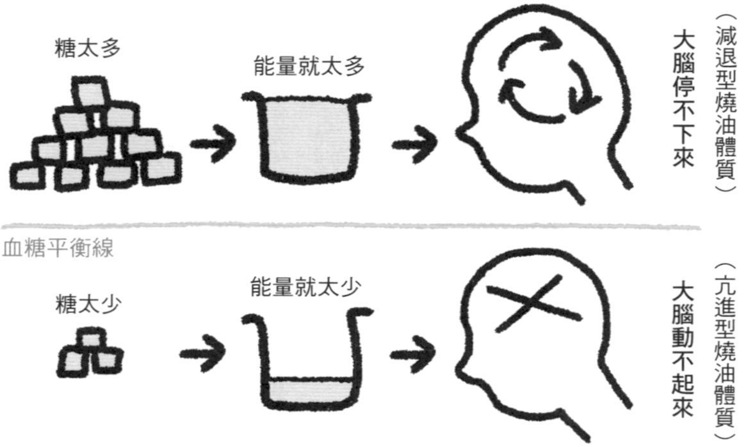

●能量供應不平穩，大腦不是動不起來，就是停不下來

減退型燒油體質的人，血糖線大多數時間是待在平衡線以上，能量池因此總是滿出來。能量池一滿出來，人就亢奮得不得了，像急驚風一樣，什麼事都想做，總是停不下來。大家都會覺得他們很沒耐心，就算有時間休息，也不願休息，總是想拉著大家做點什麼，因為腦子總是停不下來。

亢進型燒油體質的人，血糖線多盤旋在平衡線以下，能量池因此總是不足。能量不夠，這個人就做什麼都提不起勁來，好像對什麼都沒興趣，因為腦子總是沒能量動起來。

大腦需要大量的能量，如果能量不足，腦子就動不起來，就算這個人很用力地想集中注意力，也辦不到。這樣的狀況如果出現在小孩的身上會更慘，因為他們的腦部還在成長，所以孩童腦部所需的能量是成人的二到三倍，因此，當他們的能量池總是不夠時，孩童的症狀就會比成人的症狀放大好幾倍，過動和學習障礙就因此產生。

平衡型燒油體質的人，他們的血糖線總是不高不低，能量池總是不多不少。腦子能夠持續得到平穩的能量供給，所以時時都精神飽滿，而且腦子靈活。因此，他們想專心就專心，想放鬆就放鬆，隨著環境的需求，腦子都有辦法適應。所以，平衡型燒油體質的孩子，體力精神一定是最好的，他們能集中注意力學習，在休息時也能適時得到放鬆。這樣的孩子大腦從不斷電，在腦力競爭的世界裡，有很大的優勢。

8. 肝臟不疲勞，身體時刻都排毒

人體不需要的東西就是毒。排毒是件重要的事，因為不只我們身處的環境裡有毒物質很多，我們體內製造出來的毒物也不少。只要是身體不需要的，就必需被分解排出，如用過的荷爾蒙、營養元素代謝出來的物質等。處理這些分解工作的，就是肝臟。所以肝臟一堵塞，我們的身體馬上就會有感，如女性月經或排卵期時胸部腫脹，那就是因為性荷爾蒙無法適時分解，排不出去的結果。

肝堵塞就是肝臟裡面的工作項目大塞車。肝臟有許許多多的工作，我們已知的就已經超過五百種，要做事就必須要有能量，所以肝所需要的能量極大。因為肝臟處理這些事所需的能量，是和人體其他工作工作所需，同時共用能量池的能量，這使得肝臟常常無法同時處理多件工作。這也就是為什麼，遵循生理時鐘的肝，都要等到夜裡十一點到清晨三點才進行大型的排毒，因為在我們睡覺時，體內各處對能量的要求會降低，這時肝才有剩餘的能量能將該趕的工作都做完。

但是，如果一個人是亢進型或減退型燒油體質時，血糖一定經常震盪。血糖上升時，肝臟必須合成糖原或脂肪；當血糖掉到谷底時，肝臟又必須去分解糖原或脂肪，以釋出能量。這類的糖轉換工作，是肝臟必須最優先處理的，因為若肝不先處理，能量池就不能保持平穩，生命就會有危險。而且亢進型與減退型燒油體質者的血糖震幅都很大，所以，這些能量合成與分解

的工作量就特別大。肝臟忙著照顧血糖與能量，其它的合成與分解工作就只好排隊，形成了大塞車。肝臟連最基本的分解和合成都做不到，就根本不用講排毒了。

平衡型燒油體質的人，血糖震幅都極小，肝臟在糖轉換的工作上就很輕鬆，因此，它便有時間和餘力，去進行其它分解與合成的工作。因為能量的取得總是有保障，所以這類型燒油體質者的肝臟都能夠大膽地進行其它的事情，這些事包括了排毒。這就是為什麼平衡型燒油體質的人，不用去排毒營才能排毒，他們甚至不用等到夜裡睡覺才能排毒，他們時時刻刻都能排毒。所以，平衡型燒油體質的人只要吃到一點垃圾食物，馬上就會有症狀出現，因為身體是時刻都在排毒，不好的立刻分解，馬上排出。

9. 蛋白質不過度燃燒，關節不疼痛

人體關節的健康，其實也與能量是否平衡息息相關。不光是上了年紀的人，現代人的飲食因為血糖振盪太厲害，許多人都有關節疼痛的問題，痛時就好像四肢都被卡住，想動卻動不了，大大影響生活的品質。

我們常以為，關節痛一定是骨頭出問題，必須趕快補鈣。其實，與骨頭和肌肉相關的元素，並非只有鈣，它們同時也含有大量的蛋白質。因為蛋白質在身體需要時，也會透過動物澱

粉新生作用被燒成能量，因此，在我們的能量調度機制不健康時，身體調度能量原料的來源，就會包含我們的骨頭與關節。

骨頭與骨頭能相連運作，靠的是韌帶；而骨頭與肌肉能相連運作，靠的則是肌腱。韌帶和肌腱的主要成份都是膠原蛋白，膠原蛋白就是蛋白質，它是人體中含量最豐富的一種蛋白質。蛋白質與糖和脂肪不一樣，在平時，它並非我們的主要能量來源。如果會被大量取出燃燒成能量，都是在人體已進入飢荒狀態的狀況下。飢荒狀態時的血糖已進入谷底，這個極低的血糖，必須靠皮質醇才能提起來。但只要皮質醇一出動，就什麼東西都可能拿來燒。

亢進型與減退型燒油體質的人，都有血糖大力震盪的特質，他們的飲食幾乎餐餐將血糖高高拉起，再重重摔進谷底。只要血糖一進入谷底，身體就以為飢荒又來了，皮質醇便大量釋出。皮質醇的量一泛濫，動物澱粉新生作用就過份加速。這時，韌帶與肌腱裡的蛋白質，就都被拿來轉成糖燒。韌帶與肌腱被燒掉的結果，就是沒辦法好好地讓骨頭與肌肉待在它該在的位置。就好像綁住木頭的繩子鬆了，木頭就開始撞木頭、撞牆壁一樣。這時，有韌帶和肌腱的地方，都成了痛源。

如果是發生在手腕的肌腱，就會有腕管綜合症（俗稱滑鼠手）。如果是發生在下頷韌帶，那連打哈欠、大笑、刷牙都會疼痛不已。如果是發生在腳踝處的韌帶，那就極易扭傷腳踝。如果發生在足部，則容易形成拇指外翻。如果是骨盆內的韌帶出問題，就會出現長短腳，造成脊椎和膝蓋受傷、疼痛。各關節處的韌帶或肌腱出問題，關節和肌肉就會疼痛，最後形成關節炎。

平衡型燒油體質的人，血糖震幅很小，即使吃不到食物，血糖也不大力往下掉，而是緩慢地往下降。這時，處理血糖與能量池下降的荷爾蒙就並非皮質醇，而是高血糖素。高血糖素一釋出，脂肪就會從倉庫裡拿出來燒，轉成糖，讓血糖再緩慢回升。如果有向蛋白質調度能量的需求，量也不大，且蛋白質被分解後，也會因為能量池總是不虞匱乏，還可以合成補上。

所以，平衡型燒油體質的人，韌帶與肌腱總是能有效地把骨頭與肌肉放在對的位置上，所以，他們很少需要買熱敷、冷敷、藥敷產品及各式補骨骼、肌肉的營養補充品，他們也不需要一直依賴消炎與止痛藥，因為他們沒有疼痛問題。總之，想保住自己的關節，要到老都不僵硬不疼痛，猛吞葡萄糖胺用處並不大；最根源該做的，是培養平衡型燒油體質。

10.內分泌不混亂，月經規律、組織不增生

人體的內分泌一亂，真是連專家都會手忙腳亂。人體的內分泌是一張複雜的網絡，牽一髮即動全身。內分泌系統裡的荷爾蒙之間，有著複雜的關係，真是所謂剪不斷、理還亂。內分泌整體網絡的運作，靠的是複雜的反饋機制，它是一種循環，也就是荷爾蒙間你多我少，或是你少我就少的循環刺激關係，所以這個系統對荷爾蒙的數量是斤斤計較的。此外，內分泌系統對能量供應的多寡，也一樣錙銖必較，因為荷爾蒙本身的合成，以及它所指示身體進行的化學過

程，沒有一樣不需要能量。

內分泌系統運作的原則，是在有限的能量中，保住內分泌系統的整體運作，所以內分泌系統中各腺體與荷爾蒙的生產情況，都是整體在做決定的。但是，當能量池總是不能穩定供應能量時，內分泌系統也就必須跟著做整體上的調整，如果有一處分解太快，那另一處就必須慢下來。或者，一處合成得快，另一處也必須跟著快點合成，這時，它就必須有所取捨。這樣的取捨的結果，就會讓不該合成的，不停合成；不該分解的，不停分解。

體內會形成增生——也就是合成——的主因，是來自於「能量不滅，只會被轉換」的定律。也就是說，總體的能量就是那麼多，它不是被放在這邊，就是被放在那邊。所以，能量過多，就好像土壤施肥過度那樣，使得植株過度生長、雜草叢生，因為過多的能量無處可去。人體內的能量總是過多時，也會有同樣的情況產生，身體裡也會到處徒長。像在不該長的地方長肌瘤、腫瘤，子宮肌瘤就是一例。或者能量過多形成合成失調，像月經量太大、太久。像乳房發育太快，像小孩長太高太快，像青春痘長個沒完沒了。

相反地，若能量總是過少，就會出現分解的問題，像月經不來、遲遲不發育、長不大長不高等等。

亢進型與減退型燒油體質者的體質特徵，就是能量池不是過滿就是快要乾枯，長久下來，內分泌這個對能量池極度敏感的系統，就必須因為要顧及全體開始有所犧牲與調度。因此這兩種型體質的人，就會出現各種內分泌紊亂的症狀。

平衡型燒油體質的人就不同了，他們的能量池總是很穩定地提供內分泌系統運作能量，因為供應均衡，內分泌系統平衡、健康，身體的合成與分解就規律有序，如此一來月經規律可期，腫瘤也不會隨意出現。

11. 能量平穩、水份充足，癌細胞無法成長

不管是哪一種治療領域對癌症的研究，大家都有一個共同的結論，那便是癌細胞喜歡無氧的環境，並且它們的主食是糖。這個理論被稱為瓦氏效應（Warburg Effect），因為當初這些對癌細胞的認識，是由奧托．海因里希．瓦爾堡（Otto Heinrich Warburg）博士研究發現的。

瓦爾堡是醫師與化學雙博士，一九三一年，他因為發現了細胞呼吸的路徑而獲得諾貝爾獎。他的發現讓人們了解癌細胞的能量供給與一般細胞不同，它無法隨性使用碳水化合物、油脂，以及蛋白質氧化過後所生產的能量。癌細胞所使用的能量，只能來自發酵式的無氧呼吸，而無氧呼吸的主要發酵元素就是糖。無氧呼吸時所產生的代謝物是大量的乳酸，所以大家才會說癌細胞喜吃糖，並且它們喜歡酸性的環境。

氧化過後出產的能量，要比無氧情境下生產的能量大十九倍，這就表示有氧呼吸比無氧呼吸在製造能量上，效率高出很多。因此，人體正常的細胞都必須要有氧氣持續供給，這也就是

為什麼能量需求比例最高的腦部，只要缺氧三分鐘就會死亡。

一般來說，體內會出現無氧的情況，都是特殊狀況，比如運動量超過體能負荷量時。這些特殊狀況中最常被忽略的就是體內缺水所引起的無氧狀態。人體脫水時，血容量會下降，因為血液其中有九一．四％的成份是水。血容量下降時身體除了會收縮血管因應外，它還會將血管內的閘門關閉，用空間換取血容量的不足，以保持血液正常運行。這時，閘門後的組織由於沒有血液輸送氧氣，便會缺氧。在缺氧這種惡劣環境下生長的細胞，就很容易演化為以無氧發酵方式取得能量的癌細胞。

就因為如此，癌細胞跟正常細胞最大的差別就是它們取得能量的方式。正常細胞有能力可以依需求利用油脂、蛋白質、碳水化合物所產生的能量，但是，癌細胞剛開始發展時卻只能以無氧的方式發酵糖去取得能量。因此，當一個人不喝水又喜歡吃高糖飲食的時候，他等於是在為癌細胞溫床舖被。

相反地，擁有平衡燒油體質的人，能量池不足時可以分解不同元素來填補，各部位在糖燒完後都能立刻轉燒油脂，因此，以糖為主要能量來源的癌細胞，就不適合在這種體質內生長。不只如此，由於均衡的飲食還需要整日補充水份，因此，組織細胞沒有缺氧的顧慮。在這樣的環境下，癌細胞不易生存和複製，所以，有平衡燒油體質的人，可以因為能量調度靈活，使癌細胞無法獲得慣用的能量，而有效預防癌症。

12. 抗氧化物可回收，重金屬不殘留，老年不失智

抗氧化物質是人體非常重要的營養元素，因為它能夠減低自由基對人體的傷害。但抗氧化物其實還有更重要的任務，就是適時排解重金屬。

舉例來說，人體在排除重金屬汞時，需與抗氧化物ＧＳＨ結合，才能將汞輕易排出體外。但是，這些抗氧化物質在把重金屬請出體外後，還需要能量才能被身體回收，繼續工作。但是，亢進型與減退型燒油體質的人，能量池的供給總是不穩定，因此，當能量池快枯竭時，這些抗氧化物就無法被回收，排解重金屬的工作就會停滯。

重金屬是脂溶性物質，它最愛往有油脂的地方跑，剛好，我們的腦子是人體內油脂量最高的器官，它有六〇%的油脂。如果汞往腦子

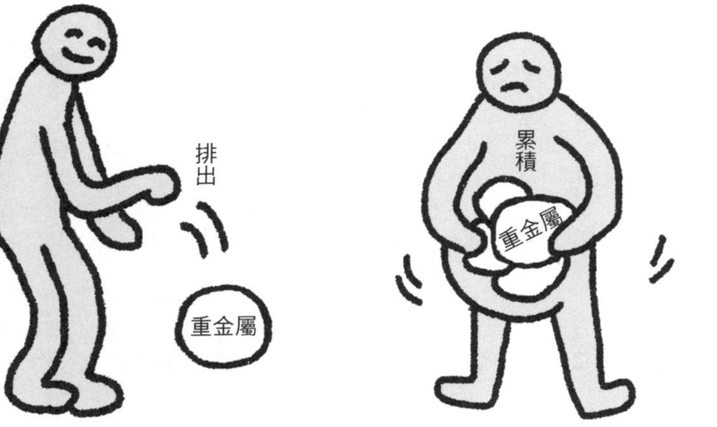

●能量穩定，重金屬才能輕易從體內排出。能量不穩定，重金屬就會在體內累積

裡囤積，累積到一定量的時候就會有劇毒，讓神經萎縮、糾結。神經一萎縮、糾結，就容易什麼都想不起來，有時連性格都會改變，開始疑神疑鬼，這就是失智症的癥兆。所以，在失智症患者的腦子裡，神經糾結的情況清楚可見。也就因為如此，失智症現在常常被比喻為腦子的糖尿病，因為它是震盪的血糖造成能量不穩定所引起的。

平衡燒油體質的人就沒有失智症的顧慮。因為平衡燒油體質的人都有穩定的能量池，能量持續供給，抗氧化物質可以即時被回收，重金屬便不會在體內累積，神經也不會受損。因此，擁有平衡燒油體質的人，即使年老，腦子也依舊可以靈活清楚。

13. 能量穩定，不依賴咖啡因、尼古丁

只要一缺乏能量，生命便即刻受到威脅，身體就會感到不舒服。所以，我們就想出了很多方法，在能量池不穩定的時候可以作弊，因為如果缺乏能量，我們就什麼都做不了。我們最常借用的作弊工具，就是咖啡因、尼古丁這類刺激物。但是，如果能量池不穩定的根本問題，不能解決，作弊久了，工具用慣了，就會養成對它們的依賴與濫用。

咖啡因與尼古丁這類刺激物，會被用來當作作弊的工具，是因為它們都可以刺激腎上腺釋出皮質醇。只要皮質醇一釋出，血糖就升高，血糖一升高，能量池就被補充，人就有精神。因

此，當亢進型或減退型的人能量池下降時，就會很容易想使用尼古丁或咖啡因來補充能量池。但這種工具用久了，副作用就會產生，因為每次這些物質進入體內，腎上腺都會被大大地刺激，最後，腎上腺就非常疲倦。疲倦的腎上腺就更提不起血糖，能量池便愈見乾枯。這時，如果還要繼續用作弊的方式提高能量，工具就只好用得更勤，刺激物不但戒不掉，而且還愈用量愈大，結果就是上癮。

平衡型燒油體質的人，能量池不會太滿，也總是不虞匱乏，所以，他們並不需要借用咖啡因和尼古丁之類的刺激物來作弊。喝咖啡是享受，抽雪茄是體驗，刺激物並非工具，而是平衡型燒油體質者的玩具。

為什麼一戒菸、咖啡就胖

很多人不敢戒菸或咖啡，因為他們一戒這些刺激物就馬上就長胖。會有這種情況，是因為這些刺激物刺激的都是腎上腺，當腎上腺傷得比胰臟深時，血糖線比較常盤旋在平衡線以下。血糖停留在平衡線下時，燒油的機會比較多，人就比較容易保持體重。這就是為什麼，許多賣減重保養品的地方，會要求想要減重的人喝含有咖啡因的茶。

但是，當過去靠菸或咖啡維持體重的人一戒咖啡因或菸癮時，腎上腺不一再被刺激，得以休息，血糖線就會往上移動。此時，如果這個人吃得不均衡，血糖常震盪，那麼，已恢復疲勞的腎上腺能把血糖抬進平衡線以上的時間就多了，這個人就開始容易胖。

所以，會一戒菸或咖啡就胖，是因為他們的飲食不均衡，還沒有培養好平衡燒油體質。如果他們戒菸或咖啡時，也能同時均衡飲食，那麼，他們的血糖就是平穩的，也就不會因為戒菸或咖啡而發胖了。

14. 身體平衡，情緒穩定、自由

一般人都認定情緒是心理的問題，所以見到有人傷心難過、生氣憤怒，我們便直覺地安慰他們：「不難過、不難過」或「不氣、不氣」。其實，情緒和身體的感覺一樣，都是神經系統「製造」出來的，是「生理的問題」。所以，我們的情緒，其實是生理運作中的一員，體內的環境，可以深深左右你當下的情緒是開心、快樂，還是傷心、憂鬱。

人體的神經系統是靠電流在傳導訊息，而人的內分泌系統是靠化學物質在傳導訊息，電流與化學物質本應毫不相關，但下視丘－腦垂體卻為這兩者的相連製造了可能。我們的下視丘－腦垂體像個轉接站，能將電流反應轉成化學反應，而化學反應也可以在這裡影響電流的運作。

這也就是說情緒能影響生理運作；而生理運作也能回頭影響情緒，身心其實是不分離的。難怪中國人在形容情緒時會用「血脈賁張」、「肝腸寸斷」等字眼，因為透過下視丘－腦垂體這個轉接站，人生氣時，真的會影響血壓；傷心時，真的會影響消化。相反地，身體的化學環境，也能深深影響我們的心情是快樂還是悲傷（註1）。

人體內的化學環境幾乎都與能量有關，沒有能量，任何化學過程都別想完成。就因為人體的化學環境對能量極度敏感，而化學又可以經下視丘－腦垂體這個轉接站影響情緒，可以說，我們的情緒對能量池的上下也是極度敏感的。所以在我們血糖掉到谷底時，不但會餓得發慌，而且會莫名地大發脾氣。

這是因為能量池呈現枯竭狀態，壓力荷爾蒙開始作用，壓力荷爾蒙是為與猛獸搏鬥、逃跑設計的，因此壓力荷爾蒙一泛濫，就人人看起來都像猛獸。血糖掉到谷底時，就會因此而大發脾氣。相反地，在能量池太滿的時候，人也會莫名地興奮，過份地樂觀。覺得買什麼都會賺、開快車不會被撞，冒一大堆不必要的風險。亢進與減退型燒油體質的人，能量池不是過滿就是快要乾枯，因此他們的情緒很不平穩，常常不合宜、不適時地出現，一下暴躁、一下憂鬱、一下焦慮，對人際相處有很深的影響。

平衡型燒油體質的人，能量池總是不多、不少、剛剛好。這樣的能量池能夠確保體內化學環境的平衡，人體所有運作都因能量穩定不匱乏而可以順暢運作。也因為如此，情緒也能同時得到解放，可以只對應外在環境的刺激，不被體內狀況干擾。它在我們遇到困難時，可以傷

心、羞恥、挫敗；它在我們遇到順境時，也可以開心、驕傲、愈戰愈勇。而且，因為情緒自由穩定，所以情緒表達也從不失控，在人際對應中如魚得水。

註1：關於人體身、心相互影響的更詳細說明，可參考賴宇凡著，《身體平衡，就有好情緒！》一書，第17～24頁。

chapter
3

培養平衡燒油體質的根治飲食法

1. 重視正確食物組合的根治飲食法

根治飲食就是均衡的飲食。培養平衡燒油體質，根治飲食法是強而有力的後盾。根治飲食法跟其它飲食法最大的不同，是在於它強調的並不是單項食物的營養，而是正確食物組合的重要。因為不管我們吃得再營養，只要食物組合是錯誤的，它對身體依舊會造成無窮的傷害。

為什麼食物組合這麼重要？舉一個在台灣最常見的早餐範例就可以知道。台灣人很常吃燕麥當早餐，燕麥高纖且營養，但是它卻含有六〇%的澱粉。照片中所拍攝的這碗燕麥含糖量，就有八粒方糖之多。如果單吃這碗燕麥，沒有油脂和蛋白質減緩這些糖分解的速度，血糖就會被震盪。有時我們想吃得更營養、更健康，再加上一個照片中大小

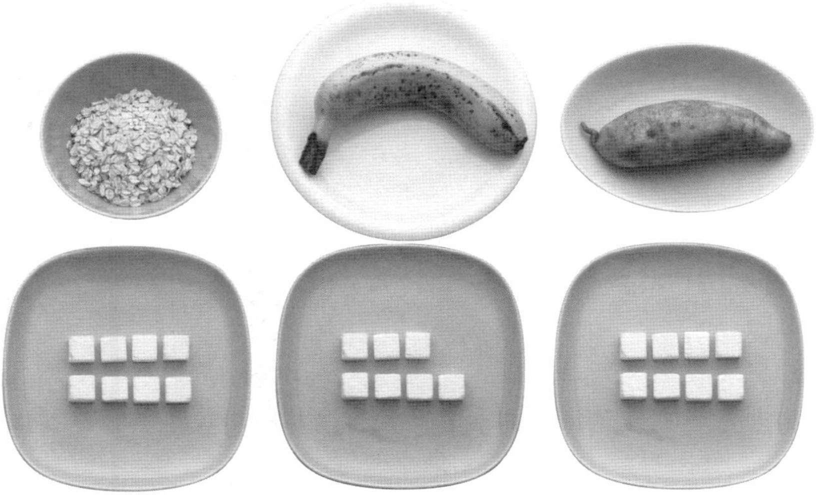

●一碗燕麥，裡面就含八粒方糖的糖量。一根地瓜加一根香蕉，就有十五粒方糖的糖量。這樣一餐就超過二十三粒方糖的量

的中型地瓜（含八粒方糖的糖量）和一根照片中大小的香蕉（含七粒方糖的糖量），這樣一整餐的糖總量就會超過二十三粒方糖。我們都知道糖吃多了不好，因為它會震盪血糖，久了就會傷害臟器，破壞我們天生的平衡燒油體質，引來眾多的慢性病。但是，因為我們不瞭解食物裡的糖份含量多少，食物組合總是搭配錯誤，雖然各項食物都是營養豐富的，但是，因為它的組合是錯誤的，最終還是傷害了健康。

血糖平衡，是健康的根源。根治飲食法是最能確保血糖平穩的飲食方法，最主要的原因是它有正確的食物組合概念。比如，根治飲食法中如果出現燕麥，它一定建議跟著一些肉、一些青菜一起吃，而且燕麥不會超過整餐總量的二〇％。這樣一來，肉裡的蛋白質和油脂，便能有效減緩燕麥裡糖分解的速度。這樣的食物組合，可讓血糖上升緩慢，平穩供給能量，每吃一次，食物組合對一次，就往平衡燒油體質更邁進一步。

因為血糖平衡，獲得平衡燒油體質後，身體就能有效調整體內的能量調度機制，也因此能帶動脂肪重組、雕塑身材，讓身材愈來愈有型。

身體是需要訓練的，實施根治飲食法一陣子後，體內能量的使用就會愈來愈有效率，不會走回頭路，所以，根治飲食跟一般飲食不同的是，它沒有復胖的顧慮。

此外，根治之所以稱之為根治，是因為血糖、能量、水量平穩後，人體養份的供給，廢物的排除也都會非常順暢，提供給各處細胞的生長環境就會是最良好的。這樣的結果，就是慢性病不容易上身，而且注意力集中，更有精神，更年輕。而已經有了慢性疾病的人，根治飲食提

供的是讓身體修復的能量與契機，可以打斷身體的惡性循環，導向健康。

在我設計的這套根治飲食法裡面，包括了五大部份，第一部份是正確的食物組合、進食順序，以這種方式進食可以確保不震盪血糖。同時並提供了正確檢測血糖的方法，和使用升糖指數及平衡血糖指數的方法。這些方法都可以讓你檢測自己獨特的狀況，量身打造出最適合自己的飲食方式。第二部份是正確的飲水方式。保持能量穩定，要有正確的飲水方式來支持。第三部份是告訴你如何有策略地運動，盲目地瘋狂運動並不會讓你瘦，還可能讓你更胖。第四部份是告訴你在血糖平衡後，如何適當進行斷食的方法。斷食不是人人可以實行，不當的斷食會讓血糖嚴重震盪，不利培養平衡燒油體質。第五部份是告訴你如何避免情緒性飲食的方法，避免因壓力影響體內的生理化學。而且只要注意蛋白質提供方式的替換，這五大部份的核心精神，即使對素食者也相當適用。

我將這五大核心部份，規畫成根治飲食的五大步驟，只要遵循這五個步驟，就能培養出平衡燒油體質，並藉由恰當的食量與適當的運動，為身體創造那些「需要」燒油的時刻，為身體建立最佳的燒油環境。這樣不但能燒出好身材，更是各類慢性病病患的救生圈，能夠幫助身體扭轉逆勢，更能燒出永久的健康。

2. 根治飲食第一步：一份菜、一份肉、澱粉不超過二〇%

平衡型燒油體質的基礎，是建立在平穩的血糖上的。想要有平穩的血糖，第一步就是要注意食物的組合與搭配。如果我們的每一餐，都可以有一份菜、有一份肉，若有澱粉，不超過總量的二〇%，這樣的食物組合，就不會震盪血糖。只要依照這個比例，份量可以依個人活動量與個別需求加大或減少。比例不變，就不會有震盪血糖的顧慮。

只要血糖不一下太高、一下太低，能量供給就能平穩。能量供給一平穩，身體就有本錢該燒油的燒油，該存油的存油。太胖的會瘦，太瘦的會胖。

根治飲食這樣做

❶注意不同含油比例食材的搭配方式

即使餐餐都有菜、有肉、有澱粉，但因為各種食材油脂及蛋白質的含量不同，且烹調方式也會有所影響，所以根據主菜是肥肉、瘦肉，要注意不同的搭配方式，才不會震盪血糖。

- 有肥肉，可搭配調理清淡的青菜（如沙拉、燙青菜等）＋二〇%澱粉
- 有肥肉，可搭配用好油炒的青菜（如豬油炒青菜）＋二〇%澱粉
- 是瘦肉，可搭配用好油炒的青菜＋二〇%澱粉

- 是瘦肉，若搭配清淡的青菜，需另搭配油脂類高的食品（如酪梨或雞蛋）＋二〇％澱粉
- 是瘦肉，若搭配清淡的青菜＋二〇％用油炒或拌的澱粉
- 是瘦肉，若搭配清淡青菜，「不搭配」澱粉

這些食物組合方式，都沒有震盪血糖的顧慮。

均衡飲食中，三大營養元素必須均衡，因此，不只要注意蛋白質、碳水化合物，油脂的攝取量也要包括在食物組合中一起考慮。所以，如果這一餐的肉已有帶油，那其它搭配的食物就不一定要有油。但是如果肉類的油脂含量不高，那再搭配食物時，其它食物油脂含量就要高一些，如酪梨、堅果、蛋等。或者搭配的是本身不含油的蔬菜，那麼烹調時就要加油去做。和食物一起攝取的油脂，最有平衡血糖的能力，所以它最易飽，也最抗餓。有時，我們的身體不缺乏油脂，會想念清淡飲食，可能選擇吃瘦肉、蔬菜也不用油烹調，那麼，只要這餐避免吃會化成糖的澱粉，血糖依舊沒有震盪的顧慮。

素食的食物組合原則與雜食（葷食）者相同，就是要注意食材搭配組合不會震盪血糖。比如，已經以高澱粉含量的豆類做為一餐的主要蛋白質來源，那麼一起搭配的食材就不應該再含高量澱粉，如豆類就不適合配著米一起吃。不只如此，如果素食者這餐主要蛋白質來源不含油脂，那麼在烹調時就不要忘記用多一點油去做。但是，如果這一餐的主要蛋白質來源是蛋、堅果等能平衡血糖的食材，且不含高澱粉，那就可以再搭配一些含澱粉的米、豆、根莖類蔬菜等食物。

❷進食時先吃肉

糖、蛋白質和油脂振盪血糖的能力不同，如果我們進食時一坐下來就先扒飯，飯裡的含糖高，且沒有足夠的蛋白質和油脂幫忙減緩它糖分解的速度，因為身體的運作原則是「即時分解」的，也就是先進的先消化，所以血糖會迅速被提升，造成震盪。如果我們一開始就先夾肉，那麼肉裡的油和蛋白質，就能有效減緩澱粉中的糖份分解。如此一來，血糖容易平穩、能量也不會過多或匱乏。並且先吃肉有助刺激胃酸分泌，幫助消化（註1）。所以，吃一口飯再吃一口肉，跟吃一口肉再吃一口飯，在協助身體有效調度能量這件事情上，是有很大的差別的。

吃了一口肉後，接下來就隨意夾什麼都可以，只要最後食物組合裡的比例是對的，都不會有震盪血糖的危險。如果吃西餐時，麵包先上桌，不要忘記向服務生多要一點奶油或橄欖油。如果澱粉會先入口，一定要搭配油脂，且不可過量。之後正餐上桌時，第一口再吃肉即可。

❸需要時可檢測自己的血糖

一般體檢所驗的清晨空腹血糖，看不出血糖與食物之間的關係。想知道怎麼吃最適合自己，一定要學會正確量血糖的方法，這樣才可以知道如何搭配食物，自由取捨。

正確量血糖的方法是餐後每一小時量一次血糖。這樣就能清楚看出血糖的震幅。如果最高

註1：參見賴宇凡著，《要瘦就瘦，要健康就健康：把飲食金字塔倒過來吃就對了！》第64頁。

的血糖值減最低的血糖值震幅大於４０到５０mg/dl，那麼這一餐的糖份依舊過高。

例一：A餐／麻油拌青菜、蒸魚、二〇%米粉

餐後每小時量一次血糖的記錄如下：

餐後一小時　１５５mg/dl

餐後二小時　１２４mg/dl

餐後三小時　９６mg/dl

餐後四小時　８５mg/dl

畫成圖後，血糖圖為下：

最高減最低的血糖記錄是155－85＝70 mg/dl，那麼這個震幅就太大了，我們就知道這一餐的米粉吃太多了。或者，這一餐裡沒有足夠的油脂，下次再配米粉時，可能就必須搭配豬油炒青菜，或把蒸魚換成焢肉，因為飽和脂肪和不飽和脂肪，平衡血糖的能力也是不同的（參見１１１頁）。豬油和焢肉裡的高飽和脂肪，可以比較有能力減緩米粉化成糖的速度，避免

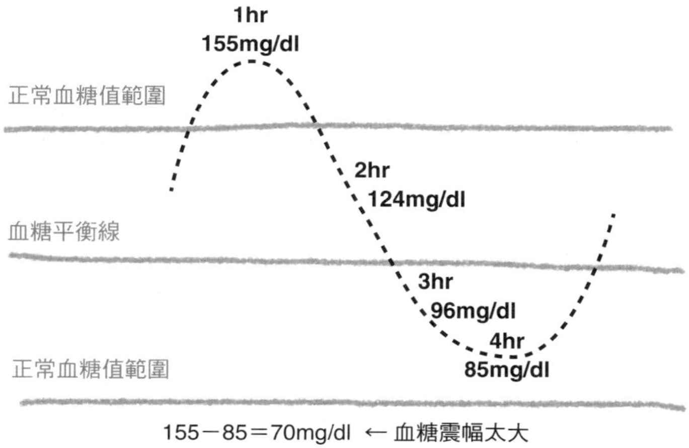

●餐後每小時測一次血糖，才能明確看出食物造成血糖震盪的幅度

血糖震盪。

每個人身體狀況不同，若想進一步了解不同的澱粉對自己血糖的影響，我們還可以再以同樣的配菜，但不同的澱粉，進行不同的實驗，依舊餐後每小時測量一次血糖。

例二：B餐／麻油拌青菜、蒸魚、二〇％麵

餐後每小時量一次血糖的記錄如下：

餐後一小時　123 mg/dl

餐後二小時　110 mg/dl

餐後三小時　100 mg/dl

餐後四小時　95 mg/dl

最高減最低的血糖記錄是 123－95＝28 mg/dl。因此，從A餐與B餐的血糖震盪記錄中，便能得知，同樣是澱粉，米粉與白麵，也就是米類的精緻澱粉和麥類的精緻澱粉，對自己的血糖，其實有不同的影響。

了解餐後血糖震幅，能讓我們更了解適合自己的食物組合。

美國糖尿病協會（American Diabetes Association, ADA）將正常血糖標準分為空腹與餐後兩種。他們認為餐前空腹血糖（preprandial plasma glucose）正常範圍應保持在70～130mg/dl，而餐後血糖最好保持在180mg/dl以下。表一即是ADA所印製的血糖記錄圖：

表一：美國糖尿病協會血糖記錄圖

美國糖尿病協會的目標血糖	我的一般血糖範圍	我的目標血糖範圍
餐前血糖：７０～１３０ mg/dl	＿＿＿＿到＿＿＿＿	＿＿＿＿到＿＿＿＿
開始一餐後的二小時：低於１８０ mg/dl	低於＿＿＿＿	低於＿＿＿＿

資料來源：美國糖尿病協會

我認為，用餐後血糖的最上限１８０去減餐後空腹血糖正常範圍的最上限１３０，180－130＝50 mg/dl，震幅都已經達到５０了，這樣的震幅，真的太大了。由我門診的經驗得知，血糖震幅超過４０～５０mg/dl，一般血糖是長期平穩的人，多數都馬上會有症狀，比如想打瞌睡，一下ｈｉｇｈ、一下沒精神、頭暈、心悸，講不出來的不舒服。這樣的震幅會使得這人到下一餐前，有冒汗、心悸、手抖、頭暈、心慌等症狀。而長期高糖飲食的人卻常常沒有這些症狀，因為他們的身體已經習慣了血糖的大幅震盪。

且只在餐後二小時測血糖，常常當時血糖剛好掉到正常值範圍內，這樣單點測，無法得知

血糖震幅。因此，現在ＡＤＡ所訂的這些標準，無法預防胰臟腺體受傷，測試者以為自己的血糖正常，卻不知道自己這樣吃，會造成血糖震盪。這些檢測方法與標準的缺陷，不但無法預防糖尿病，最終還可能造成糖尿病。

每個人因為腺體的健康狀況不同，血糖平衡線的位置也會不同，而當腺體因為飲食均衡得以休息與修復後，平衡線的位置也會因而移動。腺體健康的一般人，餐後血糖的震幅（最高點－最低點＝震幅）應該不超過４０～５０mg/dl。只有震幅在這個範圍內，飲食才能稱得上均衡，也才可能預防糖尿病。

❹正確使用升糖指數

升糖指數是人設計出來的指數，簡單地說，這個指數是用來辨認碳水化合物中糖分解的速度。糖分解速度愈快的，升糖的速度也就愈快，升糖指數就愈高。例如，糙米飯是五十五、地瓜是四十六、白麵包是一〇〇。一〇〇是升糖指數中最高的指數。所以，白麵包中的糖比糙米飯與地瓜的糖，分解的速度要快許多。

但是，如果我們覺得因為地瓜糖分解的速度慢，升糖指數低，所以我們可以大量吃，那就大錯特錯了！因為升糖指數指的是各食物之間糖分解速度的比較，但它卻不代表食物中糖份的多寡。所以，糙米飯升糖指數五十五、地瓜四十六、白麵包一〇〇，並不表示白麵包的糖含量是一〇〇％、糙米飯是五五％、地瓜是四六％。其實，糙米飯的澱粉含量是七二％，一百克的

糙米飯糖含量相當於十八顆的方糖，它的糖份含量也是極高的（註2）。

所有標示有升糖指數的食物，都會消化成糖，因此，單獨吃，不搭配油脂與蛋白質，它們每一樣都會震盪血糖。不只如此，我們也並不了解，不同升糖指數的食物搭配在一起，會有什麼樣的相乘效應。比如，地瓜加上糙米飯一起吃，升糖指數是不是可能會飆到九十九？

因此，要使用升糖指數，就一定要認清，不管這項食物的升糖指數有多麼低，只要是有升糖指數的食物，單獨攝取，都會震盪血糖。所以，搭配食物時一定要與蛋白質和脂肪平衡攝取，只是，在選擇與搭配食物時，它不失為一個好工具。

例如，地瓜的指數是四十六，由於它升糖指數不高，所以少量地瓜應該可以配瘦肉吃。但白麵包因為升糖指數為一〇〇，只搭配瘦肉，可能依舊無法減緩它糖份分解的速度，所以，在吃白麵包時，就一定要加奶油或搭配肥肉一起吃，才不振盪血糖。

不過要注意的是，吃肥肉和吃瘦肉我們能吃的量會有不同。因為肥肉裡飽和脂肪高，所以它應該比較容易飽，所以，跟瘦肉相對比起來，吃的量會較少。但很多人吃飯很快，三、五口就吞嚥完畢，根本沒時間讓身體感受到飽。所以，如果這餐吃的是肥肉也依舊是吃自己習慣的量，就很容易就會因過量而胖。因此，吃飯時一定要記得一口咬二十到三十下，如此一來，身體才有時間告訴你，什麼時候快飽了，我們才不容易因為吃撐而過量。

❺使用平衡血糖指數選擇食物組合

跟升糖指數相反的，我稱之為平衡血糖指數，屬於這類指數中的營養元素，就是那些會平衡血糖的蛋白質和油脂，它們可以有效延遲食物中糖份分解與進入血液的速度。

與各類碳水化合物都有不同的升糖指數一樣，不同種類的蛋白質和油脂，也有不同的平衡血糖指數。不同種類的蛋白質和油脂會有不同的平衡指數，是因為它們減緩糖份分解速度的能力不同。一般來說，減緩糖份分解速度的能力，是來自於脂肪的飽和程度，以及蛋白質所需的消化時間。愈飽和的，平衡血糖的能力愈高，所以愈飽和的食物，我們吃了就愈容易飽。飽和脂肪的名字，就是來自於它讓人飽的能力。所以，飽和脂肪有最高的平衡血糖指數，單元和多元不飽和脂肪的平衡血糖指數比起飽和脂肪，略遜一籌。

帶飽和脂肪多的動物性蛋白質，有最高的平衡血糖指數。例如帶著皮的肥肉，因為它平衡血糖指數高，所以只要吃幾口就飽了。接下來是沒有油脂的瘦肉，平衡血糖的能力僅次於帶皮的肥肉。植物性蛋白質的平衡血糖指數遠不如動物性蛋白質的原因有兩個。第一個是因為植物性蛋白質的油脂多是單元或多元不飽和脂肪，而且它們的油脂含量通常不高。第二個是因為植物性蛋白質多半伴隨著大量澱粉，比如黃豆中有四〇%的蛋白質，但卻也同時含有二四・六

註2：糖含量的資料出處為衛福部食藥署台灣地區食品營養成份資料庫。

%的澱粉。只要是澱粉，就有升糖指數，如此一來，就抵消掉了植物性蛋白質中的平衡血糖能力。

表二是我設定的各類油脂與蛋白質平衡血糖指數。

表二：平衡血糖指數

種類	舉例	平衡血糖指數
帶皮帶油的肉及內臟	五花肉、牛舌	100
飽和脂肪高的油脂	豬油、奶油、椰油	90
帶皮的瘦肉、少油的蛋	雞胸肉、蛋	80～90
非飽和脂肪高的油脂	橄欖油、麻油、酪梨油	80
不帶皮有油的肉	火鍋肉、肥絞肉	70
不帶皮的瘦肉	里肌肉、瘦絞肉	60
含油脂的植物性蛋白質及奶製品	花生、杏仁、酪梨、起司	50

含油的椰子類產品及奶製品	椰奶、全脂奶	40
加工動物性蛋白質（多含大量澱粉）	速食的漢堡肉、香腸、丸子、肉鬆、加工火腿肉	30
高蛋白質豆類產品（多不含油脂）	豆腐、素雞	30
加工植物性蛋白質（缺乏油脂，多含果糖）	蛋白粉	20

※註：指數愈高的愈容易平衡血糖

靈活運用碳水化合物的升糖指數，再搭配平衡血糖指數，食物組合就不會搭配錯。例如，白麵包升糖指數為一〇〇，要與一個升糖指數如此高的食物抗衡，最好選擇一個平衡血糖指數高的食物，如平衡血糖指數為一〇〇的五花肉等。

很多人以為升糖指數只要愈低，就可以吃得愈多，這是錯誤的觀念。任何東西吃太多，都對身體有害無益。同樣的道理，平衡血糖指數也一樣，就因為油脂的平衡血糖指數高，不代表我們應直接喝油或吃油。這樣單獨吃油，對身體也絕對沒有好處，只有傷害。所有好的食物，都應該要搭配著一起吃，這樣，血糖和燒油體質也才可能平穩，也才可能有最佳的環境吸收營養元素。

此外，因為平衡燒油體質的基礎，是建立在吃好油上的，因此，吃對油、用對油很重要。做菜用的油對不對，只要檢測抽油煙機能不能用熱抹布一擦就掉，便可以知道。如果你的抽油煙機要刷才能乾淨，那就是用錯油了。用錯油時，膽的內部就會像抽油煙機上的黏稠物一樣，膽一不通，製造膽汁的肝臟就塞車。肝一塞車，要培養平衡燒油體質，就完全無望（註3）。

❻戒糖期間搭配大蒜丸、牛至丸

許多人沒辦法控制自己想吃麵包、飯麵、水果的慾望，那不是因為他們意志力薄弱，而是他們想吃什麼是被腸道中的壞菌指使。壞腸菌會不停向人要糖吃。

我們的腸道中寄生著二至三公斤左右的腸菌。好的腸菌吃纖維，代謝出好的維生素，如維生素Ｂ與Ｋ。壞的腸菌則喜歡吃糖，代謝出的東西會危害人體。所以，如果我們的飲食長期充斥高糖食物時，腸菌就必定失去平衡，當壞菌繁殖過度時，就會不停地向人要求它的主食，那就是糖。這就是為什麼很多人一遇到麵包、蛋糕、飯麵、水果等這些高糖的食物，就無法拒絕。

偏偏，想培養平衡燒油體質，一定要靠適量均衡地攝取糖份才可能辦到，如果我們的意志

註３：想了解油脂的品質與對其的選用，請參考賴宇凡著《要瘦就瘦、要健康就健康：把飲食金字塔倒過來吃就對了！》一書第１２９～１３６頁，以及作者部落格「ｓａｒａ的食食課課」，網址：blog.shishikeke.com.tw/。

力被壞腸菌挾持，培養平衡燒油體質的路就會困難重重。這時，大蒜丸和牛至丸便可做為腸道已有大量壞菌的人的定心丸。大蒜丸和牛至丸可以在腸道中製造出壞菌不喜愛的環境，能有效控制壞菌生長。這就是為什麼，飲食中含有大量澱粉的東北人，都有生吃大蔥與大蒜的習慣。

在飲食調整過程中，如果發現自己很難在每一餐把澱粉壓在二〇％以下，那麼隨餐吞食適量的大蒜丸或牛至丸，即可有效抑制腸壞菌生長。腸壞菌生長受到抑制，就不會一直在腸道裡向你要糖，也就能輕鬆地控制自己糖份攝取的量。

吃油不減澱粉的後果

很多人吸收新知都有選擇性記憶，也就是說，我們都只記得自己愛的，自己想記的。就因為這樣，許多人常常都說，根治飲食，就是可以吃大肉大油的飲食，但是，他們卻不記得，根治飲食強調的是均衡，也就是不但要吃肉，青菜也要加，而且澱粉也要減。選擇性記憶會讓很多人在飲食裡加了肉、加了油，卻沒減澱粉和糖份，其實，加油不減糖，會有很可怕的後果。

我們澱粉吃多了時，糖上升，血液變酸身體來不及緩衝，血管便被酸血灼傷，這時，血管壁就發炎，膽固醇就被召來修復。膽固醇的原料是油脂，久了，心血管就會被堵塞。這就是為什麼醫界總是要大家少吃膽固醇、少吃油。其實，膽固醇並不是放火的，它是救火的。所以，真正要避免心血管的傷害，應該是減少澱粉，而不是將油脂和膽固醇這樣重要的營養元素趕盡殺絕。

但是，很多人進行根治飲食法時卻不記得減澱粉的重要，只記得油脂和膽固醇可以安心吃了。結果因為澱粉沒減量，所以心血管依舊被酸血腐蝕而受傷；但是，他吃的油也很夠，所以膽固醇的合成也很足量。就這樣，他又有傷處，又有修復的原料，膽固醇一層一層往傷處上修補，就形成了心血管堵塞，必須進醫院裝支架。

所以，吃油不減澱粉的後果就是心血管堵塞。這就是為什麼根治飲食要再次強調均衡的重要，那就是有油有肉，一定不要忘了減澱粉和糖的攝取量。一份肉、一份青菜、澱粉不超過二〇％，中庸才是正道，均衡就是美。如果上面所提許許多多的叮嚀都不記得，那就記得，加了油就要減糖，才不會有心血管堵塞的危險！

低血糖的人不能用糖提升血糖

許多人有低血糖的症狀，為了提升血糖，所以大量吃糖，無論是小餐包、糖果、果汁、麵飯、水果，什麼化成糖的速度快，就吃什麼，因為只有這樣吃，才能把盤旋在谷底的血糖提起來，遠離昏迷，覺得舒服，有精神做事。

但這個方法大錯特錯！因為，吃高糖食物，只能短暫提起血糖，過了不久又會重重落下。這說明了，低血糖原本就是吃太多糖吃出來的。糖吃太多，血糖不停震盪，它掉下來時傷到腎上腺，腎上

腺傷得太深，最後血糖就會提不起來，這個人的血糖平衡線就隨著腎上腺受傷的程度往下修。高血糖的人則正好相反，他們的平衡線是跟著胰臟受傷的程度往上修。血糖平衡線最會落後在哪裡，端看一個人胰臟和腎上腺的受傷程度。

所以，一個腎上腺比胰臟傷得重的人，血糖平衡線可能會下修到55mg/dl。因為血糖很低，所以常會覺得精神不濟、精力不足。既然血糖太低，為了要讓血糖值漂亮些，就吃高糖食物提升血糖。一吃完血糖就推高到近百，人比較有精神，指數也變漂亮了。但是，因為他沒有同時攝取能平衡血糖的食物，因此代價就是血糖從100mg/dl多，沒多久又掉回了55mg/dl。血糖大幅地上上下下，落下來時，腎上腺就像被人用棒球棍打了一頓，傷得更重了。

我們可以看得出來，因為低血糖的人血糖平衡線都盤旋在很低的地方，所以它再往下掉的空間很小，對他們來說，指數只要有一點上下，就已經震盪到血糖了。

例如，一個人的血糖平時都待在55左右。他吃了含澱粉量較高的一餐後，血糖先升到63之後再掉到49。63－49＝14。一般來說，餐後血糖震幅是14，是很標準的，不算震盪。一般人的血糖震盪時大概都超過40。但是，如果我們用一般的震幅標準40來檢視，血糖平衡值55減去一般人的血糖震盪值40等於15，如果這個人的血糖真的下降到15，就已經昏迷，有生命危險了。所以，如果一個人的平衡血糖線到這麼低，他的震幅就會同時被壓縮。像上述這個人，他的血糖只要超過5，就算已經出現震盪了。所以說，低血糖的人在吃東西時，要力求血糖盡量不出現震幅。如果他們吃一餐有油有肉有菜的組合，會化成糖的食物量很少，那麼他們的血糖最多只會盪個1或2。

只有這樣均衡吃，腎上腺才有喘息的機會，待腎上腺慢慢復原了，這個人的血糖平衡線才可能慢慢上修。也就是說，低血糖的人因為能量池一直是處於匱乏的狀態，身體不管燒什麼，都來不及補足。要讓這個池子的底部能往上調，不讓它永遠像個無底洞填不滿，那只有均衡飲食才做得到。低血糖的人必須要均衡飲食，才不會永遠活在生死邊緣。所以，低血糖的人其實最不能碰糖，低血糖的人飲食要比其它人更均衡才可以，因為他們已經沒有任何可以讓血糖震盪的空間了。

3. 根治飲食第二步：整日補充水份

水是人體中最多也最重要的成份，它的功用數之不盡，想要培養平衡燒油體質，更是缺它不可。水會跟燒油這事有關，是因為人在使用體內能量時，是要靠水把串連起來的化學物質做切割，再將蘊藏在其中的能量釋出，如此一來，我們才能利用。因此，不喝水的人，根本沒有培養平衡燒油體質的本錢。

不喝水，就好像發電廠其實是運作正常的，但是輸送電流的線卻被剪斷了一樣。這樣，就算能量池再滿，身體也用不到這些能量。身體用不到能量，就會認為一定是能量不足，因此就會一直控制你的食慾，要求更大量的食物。可是，能量池明明就是夠的，若再加上更大量的食

物，讓能量一直不停地滿出來，滿出來的能量，就會被打包成脂肪，存在肚子和大腿上。

所以，脫水的人會有食量的問題，而且不管胖瘦，肚子和大腿的肉都會比較多。因為，就算能量被製造出來了，沒有水，身體各處都無法用到能量池裡的能量，只好一直向外要，結果就是愈吃愈多。由於食慾失控，所以抓什麼來吃自己無法掌控，常常是入口即錯。

由此可見，勤喝水，是多麼地重要。每一個人每日所需的水量都不同，以下是計算各人水量的公式：

體重（公斤）×33＝水量（c.c.）。

喝水的原則是小口小口喝，整日補水。就跟餐餐均衡的道理一樣，必須這麼做是因為身體不是倉庫，它的運作是即時的。因此一口氣把一天所需的水全部喝完，就跟在一餐裡把三餐的份量一次吃完是一樣的。想要水份能夠適時補充，卻又不過量，就要小口小口地喝，整日補水。整日持續補水，能夠確保身體整日都能有效利用到能量池中的能量。

根治飲食這樣做

❶隨身帶水壺

因為長期脫水的人已經失去口渴的警訊，所以脫水的人，其實不會感到口渴。這時，要確

保自己的水喝得足量，就必須很有意識地自我提醒。隨身帶水壺，就能夠隨時提醒自己喝水，也能讓水量的計算有依據。比如，一個水壺能裝500c.c.，今天喝了四壺，就知道今日喝足了2000c.c.。

當我們不再脫水時，口渴的警訊就會自動回來了，因此，剛開始增加水份的攝取量時，常有人抱怨愈喝愈渴。其實，那就是口渴警訊已經回來的癥兆。當已經開始有口渴的警訊時，就不需要再監控、計算喝水量了，因為只要有口渴警訊，有需要時，身體自動會提醒你去找水喝。

❷養成檢查尿液顏色的好習慣

要怎麼知道自己水已經喝夠了並不困難，只要檢查尿液的顏色就可以知道。我們不脫水時，尿液應是從很淺的黃到接近無色；輕微脫水時，尿液是深黃色的；嚴重脫水時，尿液是橘色的。

❸要知道水是生來不平等的

水在身體中可以做那麼多事，是因為它所承載的豐富礦物質。水份中的礦物質是來自它沖刷路過之處的礦石。因此，最好的水，是沒有經過污染的山泉水。

台灣的自來水，在過濾消毒時，礦物質的成份並沒有被改變。但是，使用逆滲透過濾器、安裝軟水裝置、購買蒸餾水的人，是無法從水中攝取到這些礦物質的。因此，把礦物質放回

去，就變得很重要。把礦物質放回去有兩種方法：

①在水裡添加天然鹽：基本上1000ml的水只需要添加四分之一茶匙的天然鹽就足夠了（註4）。

②在水瓶裡添加麥飯石，或溪水裡的石頭。

某些地區的歐洲人喜愛把水放進有溪石的瓶子裡，就是因為水沖刷石頭，能取得豐富的礦物質。除了溪水裡的石頭外，各類麥飯石的產品，也有效方便。

❹認識脫水飲料

很多人常把茶、咖啡、酒等飲料當水在喝，其實，茶和咖啡並不是水，它們都是脫水飲料。茶和咖啡被視為是脫水飲料，是因為它們都含有咖啡因，而咖啡因能利尿。喝一杯咖啡，身體就會流失一杯半的水。而酒精可以直接把調度水份的荷爾蒙關閉，讓水份進不了血管。因此，飲用脫水飲料時，注意自己的攝取量，否則它不但會讓你脫水，咖啡因還會刺激腎上腺，讓壓力荷爾蒙泛濫，把體內能量調度機制整個打亂。

註4：關於水與人體之間的關係及補充水的方法，可參見《要瘦就瘦，要健康就健康：把飲食金字塔倒過來吃就對了！》一書，147~150頁。

4. 根治飲食第三步：快慢交替運動

根治飲食法中的前兩個步驟，是為培養平衡燒油體質奠定基礎。接下來這一步的快慢交替運動，目標則是在調整新陳代謝。對運動，大部份的人都覺得，運動做得愈多愈好，愈激烈效果愈大，這些，都是過時且錯誤的觀念。如果運動錯誤，原本亢進型燒油體質的人，體內油脂反而會燒得更快更猛，而原本是減退型燒油體質的人，油脂會愈燒愈少。想加速培養平衡燒油體質，快慢交替運動，才是正確的運動方法。

照理說，我們只要能增加肌肉的活動量，當血液中的自由脂肪酸（free fatty acid）量一降低，身體就會把儲存的脂肪拿出來燒。可是，在現代不是黑就是白的兩極化思想文化中，「增加肌肉活動量」就被解釋成了「運動做愈多愈好」，結果各種激烈的運動方式就如雨後春筍一般興起。問題是，激烈運動或運動過度，對身體的影響就和在一餐裡把三餐的食物都吃完，或一口氣把一天的水量都喝完一樣，非但沒有好處，而且只有壞處。

我們激烈運動或運動過度時，身體會出現兩種反應，一種是「搏鬥、逃跑」效應，一種是「組織缺氧」（hypoxia）效應。

例如飛輪這類的劇烈運動，前幾分鐘的運動還算緩和，等到身體意識到人體對能量的需求不但劇烈且快速，而且它還停不下來，這時身體便進入生存狀態，這就是所謂的「搏鬥、逃跑」效應。因為身體以為在追你的這隻老虎，不願意放過你，所以你需要的便不只是搏鬥時所

需要的爆發力，也需要逃跑時所需要的耐力。當我們處於搏鬥、逃跑狀態時，能量調度便轉交由腎上腺處理。

腎上腺會釋出皮質醇，皮質醇這種壓力荷爾蒙，可以不理會血糖所處的位置，繼續將它提升，讓血液裡的糖迅速進入肌肉，燒得又快又猛，以備萬一需要用到爆發力。皮質醇的量只要一泛濫，動物澱粉新生作用就不會只動用到脂肪，它也會同時開始取用蛋白質。所以，亢進型燒油體質的人使用這種方法運動，在燒油的同時，也會開始流失肌肉。因此，本來就很瘦的人就會覺得「我怎麼愈動愈沒肌肉？」。又因為皮質醇除了要照顧到爆發力，它也必須要照顧到耐力，因此它一多，脂肪的合成也會加速。所以，一個原本就有減退型燒油體質的人用這種方法運動，血糖一提升，能量池過滿，脂肪也是愈存愈多。這個本來就很胖的人就會覺得自己愈動愈胖。

如果我們平時沒有漸進式地訓練身體，只要一大量運動，最後一定會上氣不接下氣。會這樣，是因為運動量一大，氧氣與紅血球的結合就會下降，身體組織就會開始缺氧。問題是，三大營養元素要被燒成能量，都必須先被氧化，也就是，燃燒三大營養元素都需要氧氣。如果氧氣不足，能量供給就必須在無氧的情況下進行。

在無氧的情況下，大部份能量會從碳水化合物中取得，但是它卻非常沒有效率，因為無氧情況下燒出的碳水化合物，比有氧情況下燒出的碳水化合物，能量少了十九倍之多，在這個過程中，它代謝的是乳酸。這同時，如果身體想燃燒油脂提供酮體做為能量，也會由於氧化不

全，很容易就造成酮酸中毒的現象。這就是為什麼，沒經過漸進訓練就突然大量運動的人，結果一定是全身酸痛。因為無氧狀況下轉化能量，會造成酸的大量累積，來不及排除，形成酸痛。這下子不但燒油不成，還造成一大堆對身體的損害。

因此，想要儘速達到平衡燒油體質，正確的運動方式應是快慢交替運動。

根治飲食這樣做

❶快慢交替運動的方法

所謂快慢交替運動，指的是快速有氧運動及溫和運動交替進行。快速有氧運動，可以增加心跳速度，訓練心肌強度；溫和運動，可以減緩心跳的速度。運動快慢交替進行，身體不容易產生搏鬥、逃跑效應。快慢交替運動可以是下面這幾項：

- 一分鐘快跑、一分鐘慢走
- 一分鐘跳躍、一分鐘伸展
- 一分鐘跳繩、一分鐘慢走
- 一分鐘快游、一分鐘水中漫步
- 一分鐘快騎、一分鐘慢騎（腳踏車）

剛開始運動時，總運動量不要超過十五分鐘，否則易造成組織缺氧效應。但是，只要過了

一陣子，發現自己快速運動時不那麼上氣不接下氣之後，便可以開始加量，但依然要保持快慢交替運動，如：

- 兩分鐘快跑、兩分鐘慢走
- 兩分鐘跳躍、兩分鐘伸展
- 兩分鐘跳繩、兩分鐘慢走
- 兩分鐘快游、兩分鐘水中漫步
- 兩分鐘快騎、兩分鐘慢騎（腳踏車）

以此類推，慢慢往上加。記得，若想擁有平衡燒油體質，做什麼都不能走火入魔，均衡最重要。需要多少運動，端看個人的時間與需求，最重要的，是自己的感覺。如果運動量剛好，應該會感到全身舒暢，全身運作都朝正向發展。如果快慢運動量抓得對，原本新陳代謝太慢的人，會開始加速，這個人就會開始瘦得比較快。而原本新陳代謝太旺太猛的人，則會開始減慢，就可以開始長肉並且建立肌肉。

❷體重過重時，運動要注意保護膝蓋

體重過重的人，因為膝蓋無法承受過度的重量，如果進行劇烈的運動，很容易傷到膝蓋，嚴重的時候還可能要手術換膝蓋。

所以，過重的人應選擇不需要膝蓋承受體重的運動，如步行、游泳、騎腳踏車、推盤等。

我有很多病患一開始都只能走路，他們就去哪裡都走路，慢慢體重開始輕盈了，活動量就可以再加大，活動量一大，新陳代謝就可以更加速，體重就可以減得更快。等到膝蓋負擔小了，心臟負擔也小了，慢慢地，能選擇的運動種類就會增多。

❸先進廚房才進健身房

我們所生活的環境，支援我們生命所需的能量。我們吃進身體的所有食物，都有人辛勤地以勞力養殖與耕種，因此我們不但應心存感激，更不應該浪費我們所攝取到的能量，應該用它做有意義的事。如果大吃大喝再進健身房，卻一步也不願踏進家裡的廚房，寧願全家都外食，吃能快速取得的垃圾食物。這種只願取卻不願付出的心態，就是環境會遭到破壞的主因。如果我們平衡付出與取得，那麼我們的需求會減少，不但自己會健康，環境也會健康。所以，我們增加活動量最好從廚房開始，切菜、炒菜、刷鍋、擦地、洗碗，這些都做到了，才考慮額外運動。

5.根治飲食第四步：八分飽、斷食，為身體製造燒油機會

身體也是需要訓練和適應的，在已獲得平衡燒油體質後，適當進行八分飽和跳餐，為身體製造燒油機會，可以確保維持高效率的能量調度。

在我們已經能開始以平衡燒油的方式取得能量後，身體對能量的調度與使用，就會變得愈來愈有效率。這就好像我們變成一部新生代的跑車，因為更加省油，所以現在跑同樣的距離，所需的油會減少，變得性能更好。這時，我們不用吃那麼多，也可以取得同樣的能量，對食物的依賴與需求都會減少。

當身體已經恢復天生燒油好體質時，這個有效率的身體不需要那麼多能量就可以做同樣的運作，如果我們還是吃得跟以往一樣多，活動量也沒有增大，那麼活動後剩餘的能量就會相對增多。就因為能量常常會剩，身體沒有機會為了取得能量燃燒脂肪，於是脂肪停止分解，體重停止往下掉，形成了減重「停滯期」。為了打破減重停滯期，我們可以減少原本習慣的食量，開始餐餐只吃八分飽，或者跳過一餐或幾餐不吃，為身體製造燒油機會。

吃八分飽可以為身體製造燒油機會，是因為只要我們不吃太飽，到下一餐之前，血糖是緩慢下降到平衡線以下的，這時肚子會開始咕咕叫，提醒我們進食。但就因為血糖並非快速下降，所以雖然會餓，卻不難過。如果這時還不進食，高血糖素就會開始出來工作（註5）。高血糖素一出馬，經過動物澱粉新生作用，就可以將脂肪轉成血糖，將血糖提回平衡線。這就是為

註5：高血糖素分解脂肪轉為血糖的更多詳細過程，請參見賴宇凡著，《要瘦就瘦，要健康就健康：把飲食金字塔倒過來吃就對了！》一書第43~44頁。

什麼，擁有平衡燒油體質的人這時只要略等片刻，肚子就會停止咕咕叫，飢餓的感覺也隨之消失。在這期間，油脂被燃燒，能量被創造，消化系統得以取得迫切需求的休息時間、排毒管道大開，同時可保持好身材與好精神，是一舉數得。

跳餐、斷食，也同樣可以為身體製造燒油機會，例如，早餐不餓跳過去不吃，晚餐不餓跳過去不吃，或是一整天都不吃只喝水，這些方式都可以讓身體與消化道同時休息。但不正確的跳餐、斷食，不但不會達到這些效果，還可能對身體造成傷害。正確與不正確，差別就在斷食者的血糖是否平衡。飲食不均衡、血糖不均衡的人亂跳餐、斷食，只會讓自己再次吃到東西時，食慾失控。而飲食均衡、血糖平衡的人跳餐、斷食，不但是製造燒油機會，而且再度吃到東西時，也不會過量。

由於製造燒油機會是為了使用能量，那麼，八分飽或跳餐時間也最好與一天當中使用能量的時間配合。因為晚餐後我們的活動量最少，所以，如果八分飽或跳餐的時間選擇在晚餐，最不會影響血糖平穩，也最不會負面影響下一餐的食量。不只如此，晚餐跳過去後，會遇到睡眠時間，是一天中不進食最長的時段，燒油時間也因此拉得最長，燒油的機會最多。所以，想打破減重停滯期，最有效的方法，就是晚餐吃得少或不吃。

此外，因為人體的整個燒油機制都跟血糖的平穩緊緊綁在一起，所以平衡血糖是能夠燒油的必要因素。因此任何有可能會震盪血糖的食物，都要在中餐以前攝取。早餐不該吃甜點，因為早餐血糖失衡，接下來整日的平穩度都要辛苦追趕血糖。如果早餐吃得不夠均衡、豐富，或

是選擇今日早餐跳餐，就不要在這時喝有咖啡因的咖啡或飲料，因為沒有油脂和蛋白質平衡血糖，咖啡因一刺激腎上腺，血糖一定震盪。且晚餐後也不該吃甜點或攝取有咖啡因的食物，因為它不但會影響血糖平穩，也同時會影響睡眠。所以，這些食物，最好都放在中餐的均衡餐後吃。

就因為燒油機制與血糖平穩是息息相關的，因此，當我們飲食均衡後，再開始進行八分飽與跳餐，血糖不但不會震盪，而且，原本血糖指數有問題的人，指數也會愈來愈漂亮。同樣的道理，如果進行根治飲食已經有一段時間了，但血糖指數（如糖化血色素，或餐後血糖）不降反升，那很可能是食量過大，能量攝取過多所導致的。這時，適時的八分飽與跳餐，都能讓血糖指數更漂亮。

特別要提醒的是，睡眠只要一不足，壓力荷爾蒙就必定泛濫，血糖必定跟著震盪，這時身體對營養的需求量會比平時要大出許多。所以，如果知道自己會睡不夠，就要吃得更營養。這時可以只吃八分飽，但最好不要亂跳餐。睡得不好還跳餐，一定會讓往後的食量大大失控。

根治飲食這樣做

❶謹慎選擇八分飽與跳餐的方式

八分飽和跳餐對維持平衡燒油體質來說，是很重要的手段，它們的執行方法都很簡單：

①八分飽：吃到快要飽卻還沒飽的時候就停止。找到自己八分飽的訣竅，就是一口咀嚼二十至

三十下，這樣腦子接受到何時飽的訊息較準，能有效在還沒吃撐前就停筷。

②跳餐（斷食）：跳一餐或幾餐，或連續十二小時以上不進食。

以下是八分飽與跳餐的可能組合：

- 餐餐八分飽
- 早、中餐正常吃、晚餐八分飽
- 早、中餐正常吃、晚餐不吃
- 前晚聚會吃太飽，第二天早餐跳過去、中餐、晚餐正常吃（或晚餐八分飽）
- 早餐正常吃，中午聚會吃太飽，晚餐跳過去不吃
- 吃豐盛的早餐，中餐跳過，晚餐提早到下午四、五點吃
- 知道中午聚餐會吃太飽，早餐跳過去不吃，晚餐八分飽或不吃
- 前一天吃太飽，或正在發燒、發炎，休息一天只喝高湯及只喝水
- 前一天吃太飽，或正在發燒、發炎，休息一天只喝水

以往的飲食環境，並無法餐餐都吃飽，豐收時，可以飽餐一頓；缺乏食物時，也可能好幾餐都吃不到東西，所以我們的身體本就設計為有極強的適應力，也因此，我們應該是很能抗餓的。現代人變得不抗餓，是因為吃得不對，又處處都有食物，時時嘴饞，就因為這樣，身體的能量調度都跟著變懶了。

如果想把天生燒油的好體質拿回來，只要把以上的組合依生活需求常常變換，身體就會因練習足夠，而變得愈來愈有效率。身體一變得有效率，就像好車能省油一樣，我們對食物的需求就得以減少，如果這時能適時為身體製造燒油機會，燒油就一定沒問題！

❷抓對正確斷食的時機

有很多人缺乏耐心，因為想趕快瘦下來，所以身體明明還沒有培養好平衡燒油體質，就急著開始逼迫自己八分飽，或者不停地去斷食營斷食。這樣一來，得到的常常是反效果。

還沒有培養好平衡燒油體質的人，若只吃八分飽，在感到肚子餓時，血糖並非緩慢下降，常常是急速下降的。因此，當此人肚子開始咕咕叫時，就開始眼冒金星，等不到下一餐，就必須去抓零食。因為餐與餐之間不容易找到均衡的食物，所以這時抓到的零食，常是高糖的垃圾。垃圾一進身體，一切就前功盡棄了。

同樣的，一個沒有平衡燒油體質的人，如果盲目地參加斷食營，也會有一樣的後果。斷食營只喝水，沒有吃到會震盪血糖的食物，所以過了一陣子不吃，難過就會消失。且因為消化得到全面的休息，不進食的時間拉得很長，所以身體中的糖燒完後，開始燒油，這時不吃反而精神特別好，身體會覺得輕盈。就是因為這些舒服的感覺，才會有那麼多人喜歡去斷食營。

問題是，大部份斷食營的時間都拉得太長，讓身體誤以為是好久打不到獵物而進入飢荒。一個還沒培養出平衡燒油體質的人，還沒有取得身體對能量池會持續平穩供給的信任，現在，

又再加上一個飢荒。充滿不信任的身體，在這個人離開斷食營接觸到食物時，就會瘋狂囤積脂肪。因此，還沒有培養出平衡燒油體質的人隨便斷食，後果就是食慾莫名增大，斷食期間原本減掉的脂肪，又連本帶利地歸還。

❸不要為了跳餐而增加其它餐的量

原本是亢進型、減退型燒油體質的人都很怕餓，因為這類體質的人餓時的血糖都已經掉進谷底，血糖掉進谷底就是影響生存了，所以從頭到腳都會很不舒服。就是因為以前餓時，有這種心慌慌、難過至極的痛苦，所以他們都很怕餓。

曾有過這種恐懼的人，當他們血糖已經平衡，要開始跳餐時，都會不自覺地在跳餐的前一餐把自己吃到撐。跳餐目的是要減少原本的食量，給身體燒油機會的。但是，現在卻增加了前一餐的食量，被增加的食量就會阻礙後來跳餐時為身體創造的燒油機會。

其實，已經培養出平衡燒油體質的人，血糖都是緩慢下降的，所以在餓的時候並不會很難過。只要多等一會，餓的感覺就會自動消失，那時，身體就已經開始燒油。如果還是會怕有不舒服的感覺，就在跳餐後準備一些不會震盪血糖的零食，如水煮雞蛋、堅果等，餓的時候，不去碰這些零食，只備用，單喝水，感受一下自己餓的感覺，是不是並不那麼難過。再算一算時間，看看這個餓的感覺是不是不出二十分鐘就結束。這樣，可以慢慢培養自己抗餓的信心。有信心後，跳餐那日的其它餐就不會吃得過撐，就有勇氣敢按正常量去吃。甚至信心更增強後，還會開始歡迎飢餓的感覺，一有這種感覺，就知道身體在燒油，消化道正在休息了。

6. 根治飲食第五步：去除情緒性飲食習慣

很多人在生活壓力增加時，轉向食物取得安慰，這就是所謂的情緒性飲食。也就是說，這個人這時去吃東西，並不是因為他的能量池能量不足，所以才需要攝取食物，他吃東西，是因為他有情緒。

情緒源自於神經系統，神經系統明明是藉由電流傳導，而食物影響的是人體中的化學系統，為什麼兩者會糾結在一起彼此相纏呢？情緒會和食物扯上關係，是因為有下視丘－腦垂體這個電流與化學的轉接站。在這個轉接站中，情緒可以由電流刺激轉為化學運作，這些電流引起的生理化學變化，就可以透過荷爾蒙影響全身運作，影響我們的食慾（註6）。

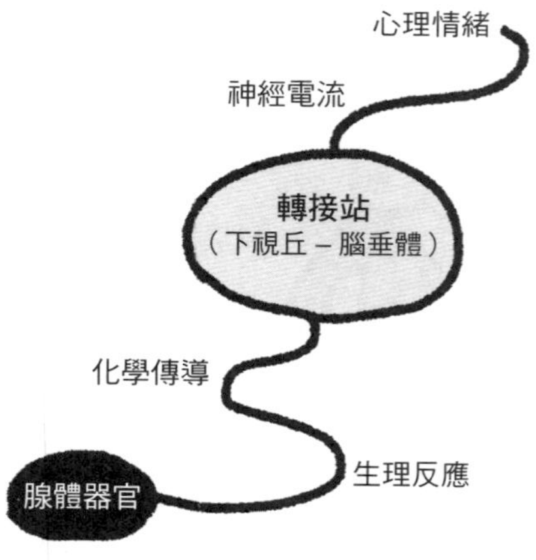

●人體的電流和化學運作，藉由下視丘－腦垂體的轉換，彼此連接，互相影響

註6：下視丘－腦垂體的運作方式，參見賴宇凡著，《身體平衡就有好情緒！》一書，18～19頁。

因此，當我們的情緒出現大幅波動時，體內化學就會被大大地影響。只要壓力一大，體內的能量調度，就會開始出現變化。一旦能量調度開始起變化，食慾及新陳代謝也會跟著變，有些人是吃不下、有些人是一吃就停不下來；有些人遇到有壓力的時候，是不停合成脂肪，有些人則是不停地分解脂肪。而現代人生活中最大的壓力與情緒來源，是處理人際關係。

❶養成指認情緒，立即處理的好習慣

想去除情緒性飲食，一定要先了解情緒。情緒其實和一般人認知的不一樣，它並不是想像出來的，而是由腦子中的杏仁體製造出來，貨真價實的存在。身體要製造情緒，和感官會製造身體感覺一樣，都是為了要保護我們而存在的。身體感覺是為了保護我們的身體界限，所以蟲子咬我們，我們知道要尋著痛處去找到蟲子。心理的感覺和情緒，則是為了要保護我們的心理界限，所以如果有人侵犯了我們的心理界限、

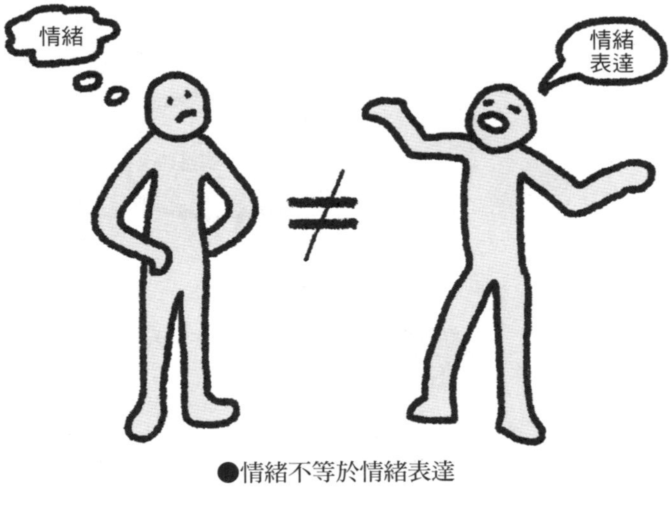

●情緒不等於情緒表達

身體平衡，
就有好情緒！

走出折磨人的情緒問題
根治反反覆覆的生理
最徹底的身心健

賴宇凡 著／定價350元

為什麼現
治療

你可

- ☐ 過度憂
- ☐ 思緒不清
- ☐ 缺水會使得
- ☐ 腸道有問題，學
- ☐ 循環系統不好的人

身體要健康，心理也

情緒是一種身體內建的警報
如果我們忽略感覺和情緒，就會

無論你是想提高面對日常生活的
或是已被指認為某種心理症狀的患
或長期陷入某種循環生理疾病遲遲無
這本書都能從根本給你意想不到的幫助

【附錄】幫助心理症狀的營養補充品選擇方法

徹底翻轉你的健康知識

美國NTA認證營養治療師
從自然醫學的角度
提出最有誠意的健康觀念

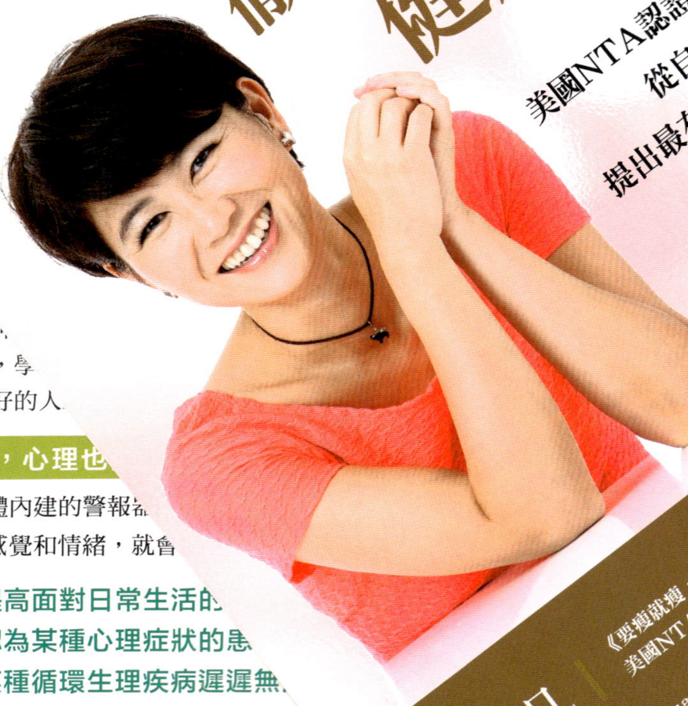

賴宇凡

《要瘦就瘦，要健康就健康》暢銷書作者
美國NTA認證自然醫學營養治療師

出生台灣，美國加州大學婚姻與家庭問題諮商及學校心理諮商雙碩士，曾任職美國
副主任及講師，中國華東師範大學特約心理諮商師及講師。在任職心理諮商師期間
與食物有緊密的關連，因而轉換跑道投入自然醫學領域。

由於希望對身體與食物之間的關係有全觀的概念，即使身為世界上出過最多諾
者（Fulbright Fellow），仍然捨棄了主流研究單位，選擇自然醫學領域裡唯一
作的力量，以及食物與身體之間產生的關係的 NTA 組織（Nutritional Ther
僅有一千二百名的 NTP（Nutritional Therapy Practitioner），且擁有 Fo
有開餐廳的資格）。

【部落格】Sara的食食課課（http://blog.shishikeke

冒犯了我們，情緒可以告訴我們該怎麼做，才能改善人際之間的關係。

所以，當我們有情緒時，壓抑並不能解決問題，我們不但應該接納和肯定自己的情緒，我們更應該要溝通自己的情緒。我們會那麼怕情緒，是因為我們把情緒與情緒的表達弄混了。一般人有情緒，常常一開始不講，最後就爆發。所以我們常見到的情緒表達就變的很暴力、激烈，當然讓人害怕。更有些時候，有些人有情緒不表達，做其它的事予以報復，這就更讓人害怕了。所以，我們一想到情緒，就只知道要害怕，不會想到要溝通。因此，情緒無罪，有罪的是錯誤的情緒表達。其實，有效的情緒表達很簡單，只要心平氣和地把「旁人做了什麼事冒犯你＋你有什麼情緒＋人家做什麼才是對的」講清楚，情緒表達便可以非常有建設性。

我最常聽到有人抱怨：「溝通有什麼用？溝通過後，旁人還不是用一樣的方法對待我？」會出現即使溝通過，別人還是不改變的情況，都是因為我們在溝通後沒有辛勤的管理行為。行為需要被管理，是因為情緒不但會被杏仁體製造，它還會被儲存在海馬迴這個記憶體中。這些被儲存在海馬迴的情緒記憶是痛苦的，還是美好的，決定了此人往後的行為。如果一個人做了一件事得到的是痛苦的記憶，那往後他就會想避免這個行為；但如果他做的事得到的是美好的記憶，那往後就會想重複這個行為（註7）。

所以，當我們溝通過自己的情緒與對對方未來的期望後，如果別人有為改變行為做努力，

註7：關於行為管理更詳細的方法，請參見賴宇凡著，《身體平衡就有好情緒！》一書，193～203頁。

就一定要即時感謝他們的努力，否則這些努力就好像白費一樣，努力改變反而得到的是痛苦的記憶。有了痛苦的記憶，往後就會避免同樣的行為，因此又會回歸本性，做同樣讓人討厭的事情。有時，我們溝通過後的對象依然我行我素，如果這些行為沒有得到懲罰，就等於得到了美好的記憶，因為「我沒為你改變，我也沒有損失呀。」有了美好的記憶，往後就會重複同樣的行為，那這個人繼續我行我素，是可以預期的。這就是為什麼有句話說，「人會怎麼對待你，是你自己教出來的」。

因此，如果我們要有效減壓，徹底去除情緒性飲食習慣，就不能忘記，若別人以你喜歡的方式對待你，不要忘了鼓勵；而別人以你不喜歡的方式對待你，不要忘了懲罰。在鼓勵和懲罰時，都要注意把別人到底是什麼行為得到懲罰、什麼行為得到鼓勵，講清楚。也更要把別人以你喜歡的方式對待你，你有什麼感覺，以及別人以你不喜歡的方式對待你，你又有什麼感覺，說明白。你解釋得愈清楚，別人愈了解要如何對待你，與照顧你的情緒。

唯有如此，你的體內能量調度，才不會時時被不必要的情緒左右，能保持平衡燒油體質。

❷充足睡眠可減少情緒性飲食

很多人會發現，只要睡不好，情緒性飲食的情況就會變得特別嚴重。會有這種情況出現，是因為肝臟最重要的排毒時間，是在夜間的十一時至次日清晨的三時。如果我們此時是醒著的，那麼肝臟排毒的時間就會被壓縮。肝臟無法排毒就很容易造成堵塞。能量池的補給與過多

能量的儲存，都需要肝臟進行合成與分解，所以如果肝臟一堵塞，那能量調度就會出問題。這時如果有情緒上的波動，它所產生的飲食效應就會加倍，情緒性飲食的症狀也會更加誇大。

7. 吃素的人要如何均衡飲食？

因為素食者攝取的植物性蛋白質通常都伴隨著高含量的澱粉，所以吃素的人如果不注意食物搭配，不只常造成血糖震盪，而且由於植物性蛋白質並不全面，有時也會吃出情緒問題，如憂鬱症、躁鬱症。因此，吃素的人要特別注意以下的飲食原則才能平衡血糖、吃出健康、培養平衡燒油體質。

根治飲食這樣做

❶米豆輪配才吃得到各種不同的胺基酸

植物性蛋白質和動物性蛋白質有根本上的不同，它們之間最大的不同就是植物性蛋白質都是不全面蛋白質，也就是它並沒有人體所需全部必須的胺基酸。胺基酸是腦部化學的原料，如果它的攝取不夠全面，腦部化學就很容易出問題。這就是為什麼我原來心理門診中最嚴重的憂鬱症病患，都是吃全素的。

為了全面攝取蛋白質，米類和豆類輪替著吃，就變得很重要，因為它們各有不同種類的胺基酸，輪替著吃能確保各類都攝取得到。

❷米豆不同餐避免澱粉量太高

因為米和豆，本身澱粉含量都很高，因此不應該在同一餐攝取。每一餐，都盡量只食用一種有高澱粉含量的食物，不然，糖份攝取很容易就過量。所以，米豆配時，應該是這餐有米、下餐有豆，輪流吃。

❸使用足量的油脂

吃素的人如果還希望清淡飲食，要平衡血糖幾乎無望。一般動物性蛋白質會伴隨著油脂，但一般的植物性蛋白質食物中含油比例大多數很低，因此做菜時油一定要加足。最適合素食者的植物性油脂選擇是椰子油、棕櫚油，因為它們的飽和脂肪酸是植物性油脂中最高的，平衡血糖的指數也因此很高。油吃得夠，才不會讓植物性蛋白質中的澱粉，震盪血糖。

❹進食以少量多餐為原則

由於多數植物性蛋白質都伴隨著大量澱粉，例如一百克糙米中有八克蛋白質，但裡面卻含有七十二克的的澱粉，也就相當於十八粒方糖；一百克黃豆中有四十克的的蛋白質，但它同時也有二十克的澱粉，也就相當於六粒方糖。就因為澱粉的含量非常大，所以食用的份量就必須

很小心。所以，希望吃素的人能少量多餐，是因為如果每餐的量不大，澱粉的攝取量也會相對減少，那血糖的震幅也不會那麼大。所以少量多餐，能在吃素時減少血糖震盪的危險。

❺少吃加工食品，多吃原形食物

素雞、豆腐、雜糧餅乾、素食泡麵，這些都是素食，但同時也都是加工食品。加工食品在加工的過程中，營養成份都無可避免地會流失，同時，為了要保存加工食品的鮮度和補足營養流失後的自然風味，也都無可避免地要加入一些添加劑。所以，不管是素食亦或是雜食，原形食物永遠都應該是首選。

此外，素食者若攝取豆腐之類的加工食品，發酵過的是較好的選擇，如豆腐乳、臭豆腐等。天然的發酵過程中，好菌能代謝出許多美味的營養元素。不只如此，素食者也應注意豆腐之類食品的加工手續，因為遵古法製作的豆腐，沒有添加許多身體不認得的化學成份。

❻素食者的食物組合和食物順序

素食者的飲食除了必須考慮如何吃到足量與全面的營養外，也必須要照顧到血糖，因此，素食者在食物組合上，就更要有策略。基本上素食者除吃豆或米外，應該還要攝取堅果，原形的蔬菜（發酵的亦可），最好還有奶或蛋。素食者最好不吃加工澱粉，因為他們能攝取的食物中，並沒有足量的蛋白質可以支援減緩麵包這類加工澱粉化成糖的速度。

由於目標是平衡血糖，所以素食者在進食的順序上，也一定要有策略。最好先吃高蛋白、

高油脂食物，如杏仁、花生、腰果、酪梨，或奶製品和蛋，之後才吃蔬菜、豆、米之類的食物。

❼把早齋改成晚齋

有些人吃素是只有早上吃，也就是吃早齋。若是以能量調度的角度看吃齋一事，會發現，如果希望人的活動量跟能量調度的需求配合得上，早齋最好改成晚齋。因為素食是植物類食物居多，植物性食物中的蛋白質和油脂含量不多，所以卡路里普遍不高。因此，如果是在一天中活動量最大的早晨吃齋，能量池的量就會受到波及。因此早齋不適合白天活動量大，趕著上班上學的學生與上班族。如果能把早齋改成晚齋，食物中所提供的能量，才能符合人生活所需的活動量，也才可能有效培養平衡燒油體質。

❽適當補充營養補充品

因為吃素的人，通常食物中的澱粉含量較大，使得血糖上下時維生素B的流失變大，因此吃素的人，最好多補充啤酒酵母菌。啤酒酵母菌中含有豐富的維生素B，這些維生素B是酵母菌生產出來的，因此身體認得它，它的吸收率會比維生素錠劑要好很多。

素食者容易有發炎難以痊癒的狀況，因為血糖上下時，痊癒中的發炎過程會被拉長，所以吃素的人如果能適當補充魚肝油或亞麻仁籽油，它們所含的豐富 omega 是消炎所需的原料，能確保制衡發炎管道（註7）。

如果吃素的人不吃奶、蛋，那麼一定要額外補充維生素B12。吃全素的人常常臉色蒼白，這是維生素B12匱乏的表徵，是造血不足所引起的。維生素B12是人體造血時必要的元素，且它只能由肉類與奶、蛋中攝取到。

如果你吃的是奶蛋素，那麼只要蛋攝取足量，蛋裡面不但能提供全面的胺基酸，而且各式營養元素也都能攝取得到。不僅如此，如果下蛋的雞吃的食物對，有充份的運動，那麼蛋裡的omega搭配就是完美的，所以才會有蛋是完美的食物的說法，它可說是營養元素最全面的食物。它也是天賜的禮物，因為雞不用受精也可下蛋，因此它也可以算是素食。素食者可以多吃。

8. 有慢性病的人也能這樣吃嗎？

在施行根治飲食之前，很多人會產生疑慮，因為他們已經患有慢性病，不知道自己進行根治飲食後，器官是否能消化那麼多蛋白質和油脂。答案是肯定的，因為均衡飲食並不是造成慢

註7：關於人體的發炎及消炎機制，請參見賴宇凡著，《要瘦就瘦，要健康就健康：把飲食金字塔倒過來吃就對了！》，第50～56頁。

性病的原因，反而它是慢性病復元最需要的支柱。

例如腎臟有問題的病人，經常被建議要少吃蛋白質。但腎臟會出問題的原因，多半是糖份攝取過量和水份補充不足造成的。過多的糖沒處走，只能經由腎臟從尿裡排出。所以有很多血糖一直震盪的人，內褲上會爬滿螞蟻。若腎臟必須長期辛苦地將糖份排出體外，就會導致受傷。除此之外，若還長期脫水，腎臟也必須辛苦地製造比較濃的尿液，久了也會受傷。

受傷的腎臟，在排解各類代謝物時就會出現困難，代謝物的指數就會上升。所以，腎臟受傷的人蛋白質代謝物肌酸酐便會上升。這時，病患就常被告知要少吃蛋白質，但少吃蛋白質的結果就是加入大量的澱粉類以填飽肚子，如此一來，血糖震盪更嚴重，腎臟受傷更深。

因此，雖然腎臟出問題的病患，都有高尿酸、高肌酸酐，他們的飲食還是不應該避免普林和蛋白質類食物，而是每餐總量要減少，以減輕腎臟代謝的負擔。也就是說，由於血糖平穩和補充水份能夠確保腎臟不再繼續受傷，所以，雖然每餐的份量減少，還是必須力求均衡。

肝硬化的患者也是常被建議要少油飲食的對象之一。但是，肝硬化的成因並不是因為油吃太多，而是糖吃太多造成的。因為飲食不均衡，血糖震得太高時，糖代謝成酸的速度會太快，身體來不及緩衝酸血，使得酸血腐蝕血管壁。血管壁被腐蝕變薄後，身體必須在血管上結疤修補，以避免血管爆裂。身體製造疤的原料，即是膽固醇，這就是血管裡膽固醇囤積的開始。如果這個人的飲食不調整，酸血繼續腐蝕血管壁，最後柔軟的膽固醇無法再支撐日益變薄的血管壁，只好調動鈣質來支援，造成血管硬化。血管硬化如果發生在肝臟，就是肝硬化。因此，既

然肝硬化的成因是糖吃太多造成的，病人要不讓肝硬化繼續惡化，就必須平穩血糖。而平穩血糖最有效的方法，就是均衡飲食。

上面兩個例子都告訴我們，我們的臟器、腺體出問題，會形成慢性病，都是因為飲食不均衡引起的。因此，若希望慢性病不再惡化，甚至想痊癒，均衡飲食才是康復大道。但是，由於原本的臟器和腺體都已受到傷害，功能已經打折，因此，這些病人在施行根治飲食法時，應該要少量多餐，整日小口小口地補充水份。一定要注意的是，即使是少量多餐，也依舊必須餐餐均衡。

chapter 4

發生恢復反應怎麼辦？

1. 如何判斷是恢復反應還是生病

身體的生化環境最容易被飲食影響，因為人體生化反應所需的原料都是食物提供的，所以，只要飲食有改變，身體的化學環境也就跟著變，這個變化，常會以各種症狀來顯現，這就是恢復反應。

舉例來說，如果我們可以減去飲食中的糖，血糖就不會再大力震盪，所以卡在中間進行糖轉換的肝臟就輕鬆。肝臟一輕鬆，就有力氣開始大掃除。這時以往沒有力氣分解的過多荷爾蒙、藥物、毒素等，便可以開始往外排解。這時，我們的排泄物就可能會開始出現不同的顏色或氣味，有時連量也會有變化。這些廢物如果從大小便排除不及，就可能從皮膚繼續排除，出現疹子、斑紋等。

此外，因為我們的飲食從營養貧瘠變成了營養豐富，另一種可能發生變化是，身體有原料能夠修復原本無法修復的傷。因此，到處都開始出現痊癒時必經的發炎過程，一下水腫、一下疼痛。與此同時，體內最重要的修復原料——膽固醇的製造可能也因此而升高，形成總膽固醇高升的現象，或是發炎指數高升。這些，都是身體恢復時必經的路。培養平衡燒油體質的路是崎嶇不平的，它需要的是堅持和耐心。

但我們究竟該如何判斷什麼是生病的症狀，什麼是恢復反應呢？生病症狀和恢復反應可以從血糖是否平衡，和症狀出現的頻繁程度做為最大的辨別工具。

通常人生病時，症狀是從少到多，意思是，本來只有一天頭痛，後來變成天天頭痛，或者，本來只有一天會睡不著，後來變成天天睡不著。在這期間，血糖並不平穩，天天震盪。也可以說，這些症狀都是發生在能量池長期不穩定的情況下。

恢復反應則不同，恢復反應出現時不是漸進的，而是突然的，而且它一出現，就是頻繁出現。例如，症狀一出現就是天天頭痛、一星期就有三天便秘、隔天就睡不好。但後來，症狀會愈來愈少，本來是天天，後來變成只有三、四天，最後是完全消失。在這期間，血糖都是平穩的，並不會震盪。也就是說，恢復反應都是發生在能量池長期穩定的情況下。

不過，需要特別提醒的是，在我們體內的生理化學發生改變後，原本吃的藥物很可能就不適用了。比如，原本血糖不平穩，但飲食調整後，血糖的震盪並不大，對血糖藥物的需求也會跟著變小。所以，若此時血糖藥物未跟著調整劑量，很可能會因為藥量過重而造成低血糖。另一個例子是，在身體能量調度平穩及水份攝取足夠後，身體的血壓自然會下降，如果這時血壓藥的劑量沒有調整，那血壓便可能被藥物壓得過低，而形成低血壓，

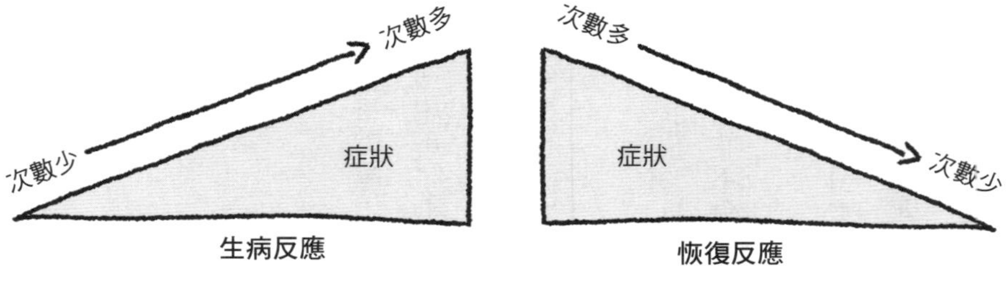

●若是恢復反應，症狀次數會逐漸減少，而若是生病，症狀次數會逐漸增加

造成頭暈的現象。因此如果你已在服用西藥，我建議在施行根治飲食的同時，跟醫師合作調整藥物的劑量。

2. 尿裡有油、有泡泡是身體能利用酮體的指標

實施根治飲食一陣子後，尿裡會有泡泡、有油浮在水面上，很多人以為是腎臟出了問題。其實，那個浮在水上像油一樣的物質，就是酮體。如果你的尿裡有層油，或出現了泡泡，表示你的身體已學會使用油脂做為能量，是值得慶祝的一件事情。所以，尿裡有油和泡泡，是體內能量調度恢復自由靈活的結果，嚴格說來，它並不是一種恢復反應，而是恢復的結果。因為很多人會在施行根治後發現這個變化，因此還是把這個現象收錄在恢復反應中。

尿裡出現泡泡和油，是身體能夠進行酮效應（ketosis），也就是身體在那段時期，使用所儲備的油脂做為主要能量來源的證據。酮效應是體內能量調度時正常的反應，它並不會造成酮酸中毒。

酮酸中毒（酮酸血症，ketoacidosis）是一種多出現在糖尿病患身上的症狀。會酮酸中毒，是因糖尿病患已完全無法使用胰島素，或沒有辦法製造胰島素的結果。胰島素像把鑰匙，能讓細胞開門，讓糖進入細胞內轉成能量使用。但若病患已經無法使用或缺乏足夠的胰島素時，身體

就無法使用糖，只能轉而完全依賴蛋白質與油脂做為能量，此時油脂被轉化成能量的速度和量就會迅速增加，代謝出來的酮體就會累積過快，身體無法緩衝排解，這就是酮酸中毒。

酮效應（Ketosis）與酮酸血症（ketoacidosis）最大的不同，在於一個是自由選擇，一個是被迫選擇。如果一個人是長期均衡飲食，他的身體就能自由使用油脂、蛋白質和碳水化合物，在需求不同時，自由調度它們做為能量來源。但是一個生病的人，因為胰臟受傷過深，無法使用胰島素或已經無法製造胰島素時，他是在沒有選擇的情況下，只能使用蛋白質和油脂做為全部的能量來源，因此代謝出來的酮體量會過大，使人體無法負荷。

如果一個人平時對澱粉的攝取量就很低，吃進去的糖份比較少，再加上有餐餐八分飽的習慣，也會配合生活步調適度斷食，此一

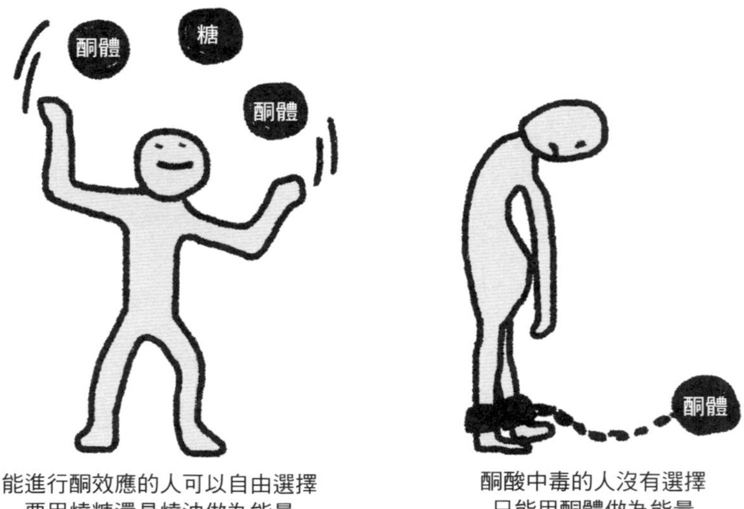

能進行酮效應的人可以自由選擇
要用燒糖還是燒油做為能量

酮酸中毒的人沒有選擇
只能用酮體做為能量

●酮效應與酮酸中毒的不同

狀況下，尿裡的泡泡和浮油就會比較明顯。這是正常的現象，不需要擔心。所以，尿裡有油不算恢復反應，它是新陳代謝恢復正常的最佳證據。

※注意：但如果尿裡有泡，且尿液混沌白濁，有可能是膀胱或尿道發炎，請立即就醫。

3. 腎上腺恢復過程中可能產生水腫

在進行根治飲食法後，許多人會在身體各處水腫，有時是手指，有時是小腿，有時是腹部，有時是膝蓋。有時，水腫的情況很嚴重，水壓到神經，也會產生疼痛。水腫部位雖然不同，但都是同樣的原因造成的，那就是腎上腺正在調整。

腎上腺是掌理體內礦物質（也就是電解質）的大總管，它分泌鹽皮質激素（也稱礦皮質激素，mineralocorticoid）以指示腎臟到底是要排鈉保鉀，還是保鈉排鉀。這些礦物質的多寡決定了體內水份的分佈。我們體內的水份分散於三處，一處是細胞內、一處是血管內、一處是血管和細胞間，稱之為自由水（註1）。細胞和血管要向自由水調度水份時，靠的就是鉀和鈉。血管想要水時，腎臟就保鈉，鈉一多水就往血管裡跑；細胞想要水時，細胞就保鉀，水就往細胞裡跑。這就是我們喝電解質豐富的礦泉水時，特別容易解渴的原因。

腎上腺在恢復時和所有腺體一樣，會發生有時生產的荷爾蒙太多、有時又太少的情況。所以，這些礦物質去留的情況就會隨著腎上腺所生產的荷爾蒙出現變化。電解質失衡，就可能會讓自由水進不了細胞，或不能從血管排出去，因此引起水份調度問題，這時就會出現水腫。腎上腺是內分泌系統中的龍頭老大，它的損傷多不是一日兩日形成的，因此，腎上腺的修復也需要時間。所以，一般人水腫的時日都要持續好幾個禮拜。或者，腎上腺在修復時是循環式的，這時水腫就會消了又回來，但是，由於它是恢復反應，所以，水腫再次回來所持續的時間，一定會比前面短，直至消失。

減輕症狀的方法

①水腫：

- 減少鹽份攝取量：平時我是不建議少油少鹽的飲食方法，因為如果身體平衡了，舌頭可以告訴你你需要多少鹽，而身體可以自己調節鹽份在體內保留的量。但是，在復原期間如果覺得水腫很嚴重，可以試著少攝取一點鹽份。
- 喝椰子汁：當鈉失調時，及時補充與它對應的礦物質可能會減輕症狀。新鮮椰子汁是一個很

註1：關於自由水的說明請參見賴宇凡著，《要瘦就瘦，要健康就健康：把飲食金字塔倒過來吃，就對了！》一書，57頁。

好的選擇，因為它的鉀含量很高。

②消炎：

- 補充魚肝油或亞麻仁籽油。

4. 排毒引起皮膚油脂不平衡

對於皮膚這個器官，我們對它的理解很粗淺，其實這個只有保鮮膜厚薄的表皮下，有各類神經感官系統幫助體內與體外的環境溝通；有強大的免疫系統隨時備戰，以備受傷時殺菌；它還有不同的腺體負責製造與分泌荷爾蒙；更有豐富的血管組織以準備隨時代謝。所以，皮膚表層的狀況其實是身體健康的反應，因此，在進行根治飲食培養平衡燒油體質時，皮膚經常會出現恢復反應，其中有三種皮膚恢復反應是最常見的：

❶皮膚開始變油、變乾

皮膚跟內分泌的關係非常緊密，各種荷爾蒙變化，都會直接影響皮膚。如女性荷爾蒙可以增加皮膚的膠原和使皮膚濕潤，而男性荷爾蒙則能促進油脂分泌與毛髮的增生，這兩種荷爾蒙男女都同時擁有，因此膚質好要靠各類荷爾蒙均衡才能夠達成。我們的能量池在走向平穩前都

會碰到崎嶇不平的路，跟它綁在一起的內分泌系統也會跟著上上下下。這時荷爾蒙一下過多、一下過少，皮膚便會一下太乾、一下太油。出現的症狀就有可能是頭皮太油，一下就要洗，癢得不得了；或者是頭皮太乾，頭皮屑亂飛。但是，在能量池終於穩定後，跟能量池有緊密關係的內分泌就會跟著平衡。內分泌一平衡，原本頭髮過油、皮膚過乾、臉部有T字部位乾、油混合現象的人，也都會因為取得平衡而獲得好膚質。

❷長疹子、痘子和其它異物

皮膚是我們最大的排泄器官，它承擔了相當沉重的排毒工作，所以汗水的成份才會跟尿水如此相似。但只要提到排毒，就一定跟肝臟有關。如果我們的飲食不均衡，造成能量池不穩定，能量總是過多或過少，肝臟就必須忙著處理提供能量所需的合成與分解。因為能量就是生命的泉源，所以與能量調度相關的合成與分解優先順序是最高的。結果就是血糖一被震盪，肝臟就得忙著處理一下過高、一下過低的糖，它忙著調度能量時，就沒有餘力排毒了。因此，只要是亢進型與減退型燒油體質的人都一定有過多的毒儲存在體內各處。

但是，在培養平衡燒油體質的期間，因為能量池日趨穩定，肝臟不再忙著處理能量的合成與分解，這時它就會有時間處理囤積的毒素。肝臟一加班，所有的排泄管道也就一起加班，包括皮膚在內。肝臟分解的毒素多由膽汁、尿液排出，其它來不及排除的，便從皮膚排出。脂溶性毒素從皮下分泌油脂的腺體排除，就容易形成青春痘。水溶性毒素從汗排除，就會突然很容

易出汗，或汗變得很臭。或者起疹子，癢得讓人忍不住想抓，以增加表皮血流，好讓毒迅速排出去。

減輕症狀的方法

- 任何需要從皮膚排泄的物質，增加淋巴與血液循環可以促使痊癒加速。泡瀉鹽澡，用毛刷按摩皮膚都可以改善症狀的症狀（註2）。毛刷軟硬皆可，視個人喜好決定，也可以用絲瓜絡代替。按摩的方法是在淋浴時以冷、熱水交替，再從身體四肢，以圈圈狀，從外朝心臟方向按摩。
- 服用通肝的營養補充品如奶薊（Milk Thistle），或通肝中藥（請詢問中醫師），或吃肝補肝。營養補充品症狀消失即可停止服用。

5. 腸道修復過程可能發生便秘

便秘會引起人體不適，甚至心情的不快，有一種說不出的不舒服。因為體內不需要的廢物如果不能即時排出，它就會轉成毒素。但是，在身體因飲食轉變而發生化學變化時，它卻是一個最常見的恢復反應。便秘不但會出現，而且在化學變化上下不定時，它還可能會來來去去。

恢復反應中的便秘，成因有二，一個是體內礦物質的改變，另一個是消化道的恢復過程。

因腎上腺調整而造成的礦物質起伏情況（參見77～78頁），不只會影響體內水份的調度，由於礦物質也會同時影響肌肉的收縮與放鬆，所以腎上腺的復元也會讓肌肉產生變化。人體的腸壁是由肌肉組織建構的，因此，在礦物質調度還沒有達到均衡時，腸壁的肌肉蠕動就會出問題，很容易就形成便秘。

除此之外，由於飲食中的營養密度大增，身體已補充足夠的元氣，可以開始進行修復，但是在痊癒過程裡，一定要先經歷發炎，所以身體在恢復過程時多會有大發炎的現象。痊癒時必須先發炎就好像割傷後要先經歷紅腫才能癒合一樣。紅腫是血管和血液支援患部的表現，增生的血管是為了要輸送修復所需的原料，如膽固醇等，或是輸送白血球以供殺菌。待修復完全了，才進入消炎。因此痊癒一定是發炎加消炎才能結束。當我們吃得均衡後，身體如果決定要修復受傷的腸道，腸道一發炎就很可能引起便秘。

但是痊癒並非直線發展，它常是以循環的方式出現。也就是這一波結束後還有下一波，因此，便秘症狀就有可能在消失後，過了一陣子又再度出現。但只要是恢復反應，都一定會漸漸減少。也就是，上次便秘是五天無法解便，這次卻縮短到三天。這個症狀在腎上腺恢復健康，

註2：按摩方式也可參見賴宇凡著，《要瘦就瘦，要健康就健康：把飲食金字塔倒過來吃就對了！》，第296頁。

或腸道發炎修復完成後，便會消失，只是這個最讓人受不了的恢復反應，是最需要時間與耐心的。

減輕症狀的方法

- 兩茶匙洋車前子殼加半茶匙綠藻（海藻）粉，對一馬克杯的水飲用，能幫助排便順利，同時修復腸道。若是採用綠藻錠，就直接吞兩錠。
- 以清水灌腸是使用了千年減輕便秘症狀的方法，它是物理治療方式，因此不會產生依賴。灌腸水袋各大藥房都可以買得到，按水袋上的指示使用。每日都可以用，不要等便秘好幾天後才用。
- 裝置免治馬桶。現在馬桶的設計，讓我們大便的姿勢很不符合自然。如果有嚴重的便秘恢復反應，我建議裝置免治馬桶蓋。它的噴水設計，能有效刺激肛門，帶動腸道蠕動，促使排便。
- 補充離子鎂錠（magnesium citrate）。鎂是肌肉放鬆所必要的礦物質，鎂缺乏時，肌肉無法放鬆，難以入睡或解便。鎂的服用劑量要以先增再減的方式去找，原則上服用量加到拉肚子，就是找到該服用的劑量了。例如，第一日服一粒，沒有拉肚子，第二日再加一粒，沒有拉肚子，第三日再加一粒，拉肚子。那服用劑量就是3－1＝2（粒）。離子鎂服用時間，最好在睡前，

不可隨餐，因為它是鹼性礦物質，會中和胃酸，影響消化。只要症狀消失即可停止服用。

- 補充益生菌。如果吃很多纖維還是便秘，代表益生菌不夠，需要補充。益生菌的菌種最好經常換著吃症狀消失即可停止。
- 以維生素C沖洗。早上起床前攪拌一茶匙的維生素C配上150c.c.的水，一口氣喝完，每十五分鐘重覆一次，直到你的腸道開始排便和排水。排便和排水的現象會持續二至四小時。（註3）

6.大小便顏色、氣味改變是身體開始排毒的象徵

排泄物的顏色改變，通常是身體在排除老舊廢物的表現，脂溶性的毒會從大便排出、水溶性的毒會從小便排除。這類恢復反應中最常見的，就是尿液突然變得很臭、尿量變大，或排出黑色宿便或綠色的大便。黑色宿便是肝臟有餘力開始排毒時，很常見的脂溶性排泄物。而大便會呈現綠色，多是因為膽固醇結石被包含在大便中被排出。

註3：更詳盡幫助排便的方法，請參考賴宇凡著，《要瘦就瘦，要健康就健康：把飲食金字塔倒過來吃就對了！》，第198～199頁。

膽固醇結石就是坊間流行的蘋果汁排結石法中，最後會浮在水面上綠色像翡翠般的物質。它之所以會浮在水面上，是因為膽固醇是油脂類的，比水的密度小。這些膽固醇結石多是因為飲食不均衡，或是所攝取的油脂品質不高造成的，它們在身體裡存久了，就會變成膽結石。

膽汁是以膽固醇為原料製造的，碳水化合物、油脂與蛋白質這三大營養元素都可以製成膽固醇，但在製成膽固醇之前，都必須先轉換成乙醯輔酶A。可是乙醯輔酶A要轉化成膽固醇時，都需要氧化的油脂去輔助。所以，如果我們攝取的油脂品質不高，那麼膽固醇的品質也就會受影響。例如有人用橄欖油熱炒，橄欖油怕光怕氧又怕熱，所以一下熱鍋就壞掉了，熱炒冒煙後的油變成了黑色的膠質（shellac）。吃這種油的人他們的膽汁也一樣，就會像這個膠質一樣濃稠。濃稠的膽汁無法在膽囊收縮時以噴撒的方式完全釋出，出不來的膽汁就會一直停留在膽囊中形成膽固醇結石或膽的鈣化結石。

除了食用油的品質不對之外，飲食不均衡，碳水化合物過量，油脂不足時，做出來的膽固醇一樣很濃稠。因為血液中的糖一上升，膽汁的製造量就減少，原本在膽囊內的膽汁就容易變得濃稠，也容易形成膽固醇結石。如果我們換好油做菜，同時開始均衡碳水化合物與油脂的比例，肝臟製造出來的膽汁就稀釋好流動。這樣的膽汁才能將藏在膽囊或肝膽管內的膽固醇結石推出來。因為膽固醇結石本來就有膽汁的天然綠色，因此包含有膽固醇結石的大便就變成綠色了。肝臟是個跟橄欖球一樣大的器官，它可以藏很多老舊的東西，所以，有些人排綠大便，可能持續好幾個禮拜。

這也就是說，只要吃得均衡和用對油，膽固醇結石就能被自動排出。實在不需要去喝大量蘋果汁和瀉鹽，不但震盪血糖又傷身，排出來的，也並不是鈣化結石，而是膽固醇結石。所以，只要我們出現排泄物顏色改變的恢復反應時，就表示肝膽都快通了。

7. 礦物質平衡過程可能引發抽筋

在我們大量減少食物中的糖份攝取量時，常會引起抽筋的反應。抽筋是肌肉反應，它是肌肉收縮後無法放鬆的結果。肌肉的收縮跟礦物質的的去留，有最直接的關連。

開始根治飲食後，血糖不會再上下不停震盪，腎上腺就不會一直因血糖掉進谷底而疲倦不堪，腎上腺就有可能開始恢復。正在恢復的腎上腺在調整荷爾蒙時，就會出現一下太多一下太少的情況。因為腎上腺生產的荷爾蒙會指示腎臟排出礦物質或保留礦物質，如果這類荷爾蒙太多或太少，體內的鈉鉀調度就很可能會失衡。

鈉會引起肌肉動作電位，電流產生時就會形成肌肉收縮，如果在恢復期間，腎臟因為腎上腺的指示，使得鈉保留過多，肌肉就很容易不停收縮，造成抽筋。但只要腎上腺恢復平衡，這個症狀就會消失。

減輕症狀的方法

- 補充離子鎂錠（同156頁）。
- 抽筋時可在舌尖上含兩粒海鹽。
- 喝大骨湯。大骨湯內的礦物質豐富，可幫助平衡體內礦物質，但切記不要把大骨湯內的油去除，因為如果沒有那些油脂，那麼脂溶性的維生素D就無法作用，而維生素D是幫助吸收礦物質的重要維生素。所以大骨湯如果不和它的油脂一起喝，礦物質失衡只會更嚴重。
- 曬太陽。太陽是人體最大宗維生素D的來源，維生素D是礦物質平衡的重要元素。因此每日都應至少曬十五分鐘的太陽，切記防曬油會阻止UV線射入皮下組織，防礙皮下膽固醇轉換成維生素D。

8. 身體還不習慣燒油時可能會有肌肉無力現象

人體就像一部大機器，各項物理與生理化學條件必需精準配合，時時調校。身體開始學習使用新能量來源也需要訓練。有些狀況是，在減糖、飲食均衡後，肌肉開始無力，有時反而有爬不動山，或運動時缺乏肌力的現象。出現這個恢復反應的原因，是因為肌肉還沒有完全適應

新的能量來源。

我們的肌肉就跟體內各處的組織一樣，不只可以使用糖燒出的能量，油脂和蛋白質也同時可以做為它的能量來源。所以，當儲存在肌肉中的糖原下降時，肌肉原本可以輕鬆地轉燒油脂做為能量，可是，如果我們總是吃高糖飲食，血液中胰島素泛濫，胰島素只要量一多，油脂燒成能量的過程就會被阻礙。結果就是肌肉愈來愈無法燒油。無法燒油，肌肉就缺乏耐力，糖一用完就開始無力。

所以，肌肉還不習慣燒油的人，只要飲食中的糖量一減少，肌肉的能量很快就會乾枯。沒有能量，肌肉就無法工作，就會感到無力，好似抬不起東西、提不起腿一樣。這樣的狀況，大概會持續至少二個星期。如果飲食持續均衡，在血糖平衡兩星期後，這種肌肉無力的現象多會自動消失。

減輕症狀的方法

- 喝大骨湯（同160頁）。
- 曬太陽（同160頁）。
- 補充左旋肉鹼（L-carnitine），左旋肉鹼可以提供肌肉能量，在身體還不習慣燒油取得能量時，它可以減輕症狀。按所購品牌指示用量服用。

9. 肌肉無力會讓眼睛突然怕光

腎上腺恢復過程中引起的肌肉無力恢復反應，不見得只會出現在四肢，其實只要有肌肉的地方，都可能出現症狀。控制我們瞳孔放大縮小的虹膜，就是塊肌肉組織。虹膜這塊肌肉無力時，瞳孔的收縮就會有困難。在陽光很強的情況下，由於虹膜收縮不力，瞳孔無法收縮保護眼睛內部，就會特別怕光。

但只要恢復平衡燒油體質，肌肉組織就能順利使用油脂所提供的穩定能量。不只如此，腎上腺也能順利平衡鉀、鈉，如此一來，肌肉就可以收放自如，受虹膜肌肉掌控的瞳孔也就能自由地放大和縮小。只要陽光一強，瞳孔就可以縮小不會怕光；在沒有光線的黑夜裡，瞳孔也可以放大，讓夜間視力不打折。

減輕症狀的方法

- 戴太陽眼鏡：隨身攜帶太陽眼鏡，可以在瞳孔來不及收縮時，保護眼睛。
- 早睡早起：任何的身體組織要修復，都需要睡眠，眼睛更是如此。眼睛只要我們一醒來，就是張著的，所以想要眼睛修復，就不要使用過度，時間到了就趕快休息。
- 補充左旋肉鹼（L-carnitine）（同161頁）。

10. 身體習慣燒油之前會短暫地疲倦沒精神

疲倦沒精神，也可能是進行根治飲食後的恢復反應之一。均衡飲食後，明明吃得比較好，卻突然開始感到疲倦沒精神，這點可能會讓人覺得百思不解。不是均衡飲食後就能培養出平衡燒油體質嗎？既然如此，精神應該會很好，不容易疲倦才對。怎麼會愈吃愈容易累呢？會有這個恢復反應，是因為身體能靈活運用三大營養元素做為能量的這個過程，其實是身體長期累積練習出來的。

許多人在飲食沒有均衡以前，常常以咖啡因或糖來提神，在餐與餐間總是吃有糖的水果、零食補充能量池。會特別想吃有糖的食物，或是使用會提升血糖的刺激品，是因為亢進型或減退型燒油體質的人，能量池都是忽滿忽乾。這些人的能量池下降時，速度很快，從能量滿出來到即將枯竭，中間只需要一點點時間，所以他們必須依賴那些很容易化成糖的食物來快速填補能量池。可以說，這些人的好精神，是靠糖在支撐的。

但是，均衡飲食後，糖份攝取量開始大大地減少。糖不再持續供給，能量池就開始下降。照理說，能量池下降時身體可以自動取出油脂燃燒。可是，亢進型燒油體質和減退型燒油體質的人，不是胰島素產量過盛，就是壓力荷爾蒙產量過盛，這兩個荷爾蒙只要一過盛，都會阻礙身體取用脂肪做為能量。當身體不習慣以脂肪做為能量時，只要糖沒了，但後備的能量取用不到，在這個期間中，能量池就總是缺乏，身體就會非常疲倦。

但只要能持續進行根治飲食，身體對胰島素與壓力荷爾蒙的阻抗開始減低，這兩種荷爾蒙的生產量就不會一直那麼高。當這些荷爾蒙的產量達到平衡時，身體就可以使用油脂做為能量，只要糖一燒完，油脂就能馬上接手，繼續填補能量池。能量池中的量因此能達到平穩，這個人就會像有用不完的精力和體力一樣，從不疲倦，精神奕奕。

減輕症狀的方法

- 清晨補充左旋酪胺酸（L-tyrosine）。左旋酪胺酸是各類交感神經刺激所需的始祖原料，這些激素一足，神經就會有精神。因此，想要早上醒得過來，不用靠咖啡或茶提神，左旋酪胺酸效果更好。份量按品牌指示服用，且只於午前服用。左旋酪胺酸如果於午後服用，會影響夜間睡眠。切記，當身體燒油平衡後，不需要再依靠其它物質來提神時，左旋酪胺酸便可以停用了。

11. 消化道修復過程中的胃食道逆流、胃痛、打嗝脹氣現象

消化症狀的恢復反應，是最讓人感到困惑的。很多人在進行根治飲食後，最先消除的通常都是消化症狀，也就是本來有胃食道逆流、胃痛、打嗝漲氣的人，症狀都沒有了。可是，有時

在均衡飲食一段時間後，這些症狀不但回來了，而且還會變本加厲。

大部份胃食道逆流的成因是食物組合不對。因為進食時攝取的蛋白質份量不足，所以無法刺激專門消化蛋白質的胃酸分泌，結果就是由胃酸掌管胃和腸之間通道的幽門不開、掌管胃與食道之間通道的賁門不關。幽門不開，食物無法進入腸道，如果同時又攝取過量的澱粉，澱粉裡的糖泡在胃的酸裡開始發酵，就會引起漲氣打嗝。無法進入腸道的食物，就跟著氣體往上跑，經過賁門進入食道，形成了胃食道逆流，讓胃酸灼傷食道。

所以，胃食道逆流不是胃酸太多引起的，其實是胃酸過少引起的。這就是為什麼在進行根治飲食後，飲食均衡了、食物順序正確了，蛋白質攝取足量，胃酸分泌足夠，賁門能關、幽門能開，消化過後的食物就能順利進入腸道被吸收，胃食道逆流與漲氣打嗝的症狀都會一併消失。

但是，除了飲食不均、食物順序不對的因素外，胃酸要分泌，也還是要靠一種名為胃泌素（gastrin）的荷爾蒙刺

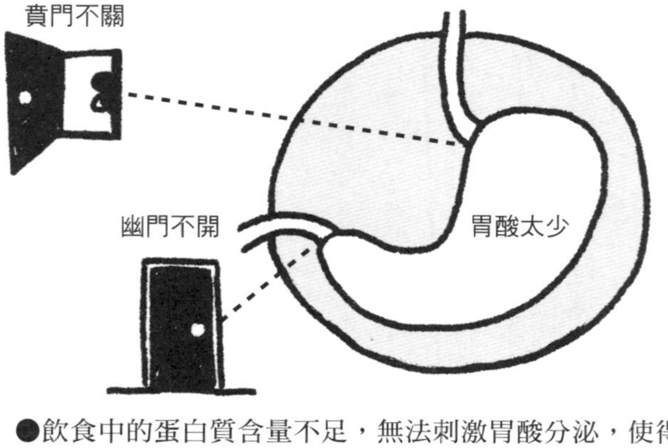

●飲食中的蛋白質含量不足，無法刺激胃酸分泌，使得胃的賁門不關、幽門不開，就可能引起胃食道逆流

激。胃泌素的分泌大大地受到腎上腺所分泌的壓力荷爾蒙影響。所以我們才會壓力一大，就無法消化，因為壓力荷爾蒙可以關閉胃泌素的分泌。但是，飲食調整後，血糖一平衡，原本疲倦的腎上腺得以休息。腎上腺恢復時會一下機能亢進、一下減退。當它亢進時，壓力荷爾蒙就會生產過量，造成胃酸關閉，也會因此引起胃食道逆流。

除了胃食道逆流外，有些消化症狀還會伴隨著疼痛。這可能是當初胃潰瘍的傷口沒有完全修復，在飲食均衡營養之後，就會再度經歷修復過程中的發炎。胃部神經組織豐富，如果發炎，就會疼痛。中醫也同樣有這個說法，痊癒之前，總是會先更糟，之後才可能更好。

減輕症狀的方法

①胃部症狀：

- 進行消化道痊癒飲食（註4）。消化道痊癒飲食是漸進飲食。每餐進食時先只攝取單純的大骨高湯，高湯中的油脂和易吸收的蛋白質可以提供消化道修復的原料。當消化道症狀消失後，再漸漸加入肉類蛋白質，之後再加入青菜的纖維，給消化道時間休息與修復。修復所需的時間端看每個人的症狀，因為每一個步驟都要等症狀消失才能往下繼續進行。

②胃食道逆流：

- 補充魚肝油或亞麻仁籽油。

・補充綠藻粉／錠：綠藻粉或綠藻錠都能幫助修復消化道。

12. 肝、膽、消化道復原時可能會有口臭

我們都以為口臭（halitosis）只是口腔散發出來的味道，有口臭時，常想靠拚命刷牙、拚命漱口改善，但這麼做效果並不大。因為，口臭也可能是從出問題的消化道開始散發的。所以消化道在發炎恢復期間，也可能會出現口臭的症狀。

口臭的原因中，常被忽略的其中一個，是蛋白質沒有消化完全。如果胃酸不足，營養元素的消化就會不完全。沒有消化完的食物待在溫暖的消化道裡十幾個小時，最後蛋白質就會腐敗。腐敗蛋白質的味道很難聞，就像在大熱天裡擺了一陣子的死魚一樣。消化道是一個管道，這個管道中不管那裡有腐敗的蛋白質，都會出現難聞的味道。如果這味道從肛門出去，那就是臭屁；如果味道從嘴巴出去，那就出現口臭了。

註4：消化道痊愈飲食更詳盡的步驟說明參見賴宇凡著，《要瘦就瘦，要健康就健康：把飲食金字塔倒過來吃就對了！》一書，第278～281頁。

照道理，把關胃和食道間通道之間的賁門，不應該會隨便放行，讓任何氣體或液體從胃回到食道。可是，如果我們的胃裡酸鹼不對，賁門就會在不該開時依然開放。通常，胃的酸鹼不對，最主要的原因就是胃酸不足。胃酸不足，賁門不但大開，而且靠胃酸才能分解的蛋白質也無法消化，形成腐敗。這時，口臭就會一陣一陣出現。

另一個口臭常被忽略的原因是膽汁過於濃稠。吃錯油或食物組合錯誤都會造成膽汁濃稠、流動性不高。膽汁流動性不高，就排不出去，一滯留在膽裡，就會有味道。不只如此，它也有可能會倒流，如果我們的嘴裡總是苦苦的，那就是膽汁的味道。

飲食均衡後，消化道和相關臟器都有時間可以休息和修復，如果身體這有原料能修復，就會出現消化器官的大發炎。這時，就可能出現口臭的恢復反應。除此之外，如果食物組合正確，油用得對，新膽汁的流動性變高，它就能將舊膽汁往外推。舊膽汁往外排時，嘴裡也會有氣味，形成口臭。

另一個口臭恢復反應出現的原因是肝臟調整。在我們朝向平衡燒油體質前進時，能量池變得平穩，肝臟不用忙於合成、分解調度能量，因此它可以開始大掃除。肝臟在痊癒時，排毒加速，脂溶性的毒會從膽汁排出，夾帶著毒素的膽汁，也常會引起口臭。就像排毒時，尿和屁會特別臭一樣。不難想像，腐敗的營養元素、身體的毒素，都不會多好聞。不過不管如何，這些物質以氣體、液體、固體的形式往外排，都是件可喜的事。

減輕症狀的方法

- 補充檸檬水。將檸檬汁加進水中一起喝，檸檬去味的能力很強。
- 用檸檬汁漱口。擠壓出來的檸檬汁不對水，用純檸檬汁漱口。醋也能達到同樣的效果。一般有酒精的漱口水會打亂嘴裡的菌種平衡，使得口臭更嚴重。

13. 內分泌重新平衡過程中的短期掉髮

在所有的恢復反應中，掉頭髮可能是最讓人驚懼的了。頭髮生長和脫落的過程，都是由荷爾蒙安排，因此當體內能量調度重整，與能量緊密相關的內分泌系統也跟著重整時，男性與女性荷爾蒙會突然失調一陣子。男女體內都同時有女性與男性荷爾蒙，當我們的男性荷爾蒙不足時，就會引起頭髮脫落。

健康的人皮膚與頭髮應該是散發著光澤的。但人體的頭髮和表層皮膚都有為表皮細胞設計好的死亡程序，表皮細胞會停止代謝、細胞內物質消失，最後形成角質。頭髮的生命週期，分別為生長期——為時二至六年，休止期——為時二至三週，與脫落期——為時二至三個月。這個週期大大地受到生長荷爾蒙與甲狀腺荷爾蒙的影響。因此當飲食調整後，內分泌系統開始大重整時，頭髮生長就可能會開始起變化。

但只要內分泌系統最後取得平衡，頭髮生長的狀況也就會跟著趨於平穩，這時就會看到頭髮脫落的部位長出細細的新生毛髮。由於內分泌的調整與頭髮新生，都需要較長的時間，因此，頭髮脫落的恢復反應有時可長達數月。

不過要注意的是，在能量池平穩以後，新陳代謝速度會變快，掉頭髮和長頭髮的速度都會加快，這是正常的現象。所以，如果頭髮雖掉得快，但也因為長得快而沒影響到總量，這就不是恢復反應，而是新陳代謝加速的正常反應。

減輕症狀的方法

- 不要常常戴帽。頭皮也需要呼吸，不要用帽子悶住。有些毛髮脫落較快的人會戴帽子遮掩，卻只是讓問題更嚴重。
- 用雞蛋護髮。市面上的護髮劑多半含化學成份，有害無益。雞蛋含有油脂及蛋白質，是最好不過的天然護髮產品。
- 該睡就睡。很多人即使已感覺到睡意卻還是遲遲不肯入睡，這會影響到肝臟排毒和生長激素作用的時間。生長激素在睡眠深沉時產量最大，所以不睡覺的小孩會長不高。生長激素直接影響頭髮生長，所以充足的睡眠對頭髮保養相當重要。

14.荷爾蒙大翻轉經期可能出現各類改變

月經正常來潮和結束，是女性健康的表徵。任何經期間的改變，如突然月經來潮時間變動，來潮量改變、食慾不穩定、排卵出血、經血變黑、月經不止、月經不來、生殖器腫脹、腹部腫脹等等，都會讓女性焦慮。可是培養平衡燒油體質時引起的能量池變化，必定會影響到所有內分泌的分解與合成，這時荷爾蒙會起天翻地覆的變化。女性的月經是由數不清的荷爾蒙參與完成的，因此，在荷爾蒙調整時，月經常是內分泌劇烈改變最明顯的象徵。

月經來潮靠的是複雜的荷爾蒙合作，有些指示排卵，有些調度子宮內膜增生，有些要求食慾增加，以備受精卵成長所需的營養，有些則是負責無受孕情況下，讓子宮內膜剝落。它們合作的目的，是為了要讓月經出現時不留太多痕跡、不影響女性的生活步調。這些荷爾蒙各司其職，在不同的時間點達到高峰。但是，如果能量池不穩定，這些荷爾蒙分解與合成所需的能量就受影響。它們就有可能在不該出現高峰時達到最高峰，或也有可能在應該量大時，無法產生足夠的量，就可能會引起停經、食慾忽大忽小、胸部腫脹、經血過量、經期過長、經期青春痘、經痛難耐、情緒波動等症狀。

如果我們的能量池趨近平穩，還未進入更年期的女性，若已停經會自然來潮，而原本有的經期症狀也都會開始一一消失。但在食物中的營養密度高，身體有足夠的營養元素支撐時，生殖器常會輪流開始修復發炎。這時，女性的腹部可能會腫得被誤以為是懷孕了一樣；或是生

殖器發炎時，月經暫停運作。不只如此，因為荷爾蒙的影響，食慾有時也會突然出現變化和震盪，且當身體排出受傷生殖器陳舊的血液時，可能會有血塊變大、血色變黑、經期變長，或不該來潮而來潮的情形。

跟生殖器有關的恢復反應往往耗時最久，因為內分泌系統要重整，就像要把千萬條纏在一起的毛線全部打開一樣困難與費時。也因為女性每個月都一定會經歷內分泌的劇烈變化，所以在能量調整上的腳步，往往要較男性慢好幾步。那是因為女性身負養育下一代的重任，因此每個月在調整身體時都必須稍做休息，也因此他們培養平衡燒油體質的時間，總要比男性多一些，在飲食調整時也比男生瘦得慢些。但只要荷爾蒙一恢復平衡，這些症狀都會消失。

減輕症狀的方法

- 服用離子鎂錠。可吞也可含在舌頭下，用以放鬆肌肉，減緩經痛。每四小時使用一次，使用量按品牌指示。症狀消失即可停用。
- 進行排毒。經期間如果有症狀，就是荷爾蒙失衡，過多的荷爾蒙需要肝臟分解排出體外，大部份的性荷爾蒙原料是脂溶性的，因此經期如果能吃好油，少甜食，保持肝膽順暢，減輕肝臟負擔，再加上多泡澡、按摩，讓循環順暢，過多的荷爾蒙就可以順利分解排出，症狀就會減輕許多。

・支援腎上腺（註5）。經期間運作的荷爾蒙有許多是腎上腺製造的，因此經期間支援腎上腺是一件重要的事早睡、減糖、減壓、減少大量運動，都是支援腎上腺最好的方法。因此經期間飲食更應該減糖，也應該早睡，少做大量運動，做更有效的時間調度，讓生活壓力減輕。

15. 修復發炎時體重可能因水腫不降反增

想培養平衡燒油體質的人，最期待的多半是變瘦，如果在進行根治飲食後，體重不但不降，反而變重，常常會影響要均衡飲食的信心。其實，在身體真正能順利平衡燒油前，要走的路很曲折，因此體重不降反增是很普遍的恢復反應。

飲食調整後體重不降反增通常有以下幾種原因：

❶積水：體內環境在調整時，腎上腺會重整它分泌的荷爾蒙量，因此，由腎上腺荷爾蒙主掌的礦物質平衡就會發生變動。就可能發生水腫這項恢復反應。除此之外，身體取得豐富的營養後，該修復的組織發炎加劇，一發炎就會積水。水很重，所以只要體內一積水，體重馬上會

註5：腎上腺支援的方法亦可參見賴宇凡著，《身體平衡，就有好情緒！》，298～299頁。

往上飆。

❷**長肌肉**：調整飲食期間，由於能量趨於平穩，身體不會在能量池突然要枯竭時急著燒肌肉取得能量，這時，身體就有機會重建肌肉，讓身體不會摸起來像棉花一樣，軟趴趴的。但因為肌肉比油脂密度大，要比油脂重很多，所以若是在長肌肉時，體重一樣會不降反升。

❸**誤解均衡飲食的比例分配**：很多人在開始減糖進行根治飲食時，依舊不清楚什麼是高糖食物。所以他們會把甜點減掉，卻加入一大堆麵包、麵、飯、地瓜、豆類等高澱粉食物。也有人在均衡飲食時，拚命加肉加油，卻不吃青菜，也不增加水份攝取量，或者未減少糖份攝取。如此一來，飲食依舊不均衡，能量池也無法穩定。這樣身體要培養平衡燒油體質依舊困難重重，體重一樣不降反升。

培養平衡燒油體質並非短時間能達成的目標，因為它的效果巨大，所以養成更需要時間和耐心。與其花時間和精力在體重計上，還不如花時間和精力在選擇均衡的好食物上。只要培養出平衡燒油體質，體重的平衡是必然的結果，在這期間內的體重上上下下，實在不須擔心。

減輕症狀的方法

①消炎：

• 補充魚肝油或亞麻仁籽油。這類油脂中的Ω3和Ω6都是消炎管道所需要的原料。發炎後能

有效消炎，那麼痊癒過程就能整個縮短。

②重新檢視自己的均衡飲食比例分配：

・確認是否整日補水，進食時是一份肉、一份菜，澱粉比例在總量的二〇%以下。

16.腸壞菌大量死亡引起的身體各種反應

一旦我們劇烈地改變自己的食物組合，大量減少飲食中的糖份時，腸道內依賴糖為主食的壞菌有可能群體大量死亡。因為這些壞菌死去時體表會釋出毒素，因此，在它們大量死去時，我們會感受到各種不同的症狀。

壞菌大量死去的症狀，稱為賀氏反應（Herxheimer response），這是紀念澳洲賀氏兄弟在一八九五年所觀察到的身體現象。壞菌會大量在體內死亡有幾種原因：

❶糖份攝取減少：壞菌主食為糖，當飲食中的糖攝取量大減，壞菌長期無法取得主食，會開始大量死亡。

❷吃殺壞菌類的藥物或營養補充品：牛至或大蒜精這類的營養補充品可以殺死壞菌，如果劑量夠重，也會讓壞菌大量死亡。此外，補充益生菌時，益生菌代謝出來的酸讓不喜愛酸性環

境的壞菌受不了時，它也會大量死亡。

壞菌死亡時會釋放體內和體表的毒素，排除這些毒素需要時間，所以在這期間可能會出現以下的症狀：

- 拉肚子、便秘
- 起疹子、全身發癢
- 漲氣、打嗝
- 心悸、胸口緊縮
- 疲倦、頭腦不清、記憶力無法集中
- 肌肉和關節疼痛
- 焦躁、憂鬱、不耐煩
- 頭痛、喉嚨痛、頭暈
- 感冒症狀
- 超想吃糖、超想喝酒
- 感覺像醉了一樣，或呼出的口氣有酒精味（因為其中一種腸道毒素即是酒精）

減輕症狀的方法

- 減輕益生菌、大蒜丸、牛至丸的劑量
- 攝取高量維他命Ｃ（可以詢問藥劑師）
- 用水灌腸清洗腸道
- 大量喝水
- 大量攝取洋車前子殼
- 補充碳錠（charcoal tablet）。碳的表面有無數的空隙，這些空隙使得它成為有效的過濾物。它不只能有效過濾水中的雜質，它也能過濾空氣中由很小分子所形成的氣味。在體內，它以同樣的方式，吸引毒物，幫助攜帶毒物排出體外。腸道毒物可以吸附在它的身上，讓進入血液的量減少，由此減輕症狀。服用劑量按品牌指示。症狀一停，碳錠也可一併停用。

17. 一吃澱粉、一喝咖啡就不舒服

飲食均衡後，很多人會覺得很奇怪，本來可以吃很多澱粉也不會有身體反應，但現在只要吃一點澱粉，就馬上覺得想睡、疲倦；喝一點點咖啡，就睡不著或一直心悸。這些情況並不是

身體變得衰弱的表現，其實它是能量池平穩後的結果。

能量池不穩定時，只要血糖一掉下來通常都會很難過，這時吃澱粉與喝咖啡都可以讓血糖升高，及時補充能量池。所以有亢進型或減退型燒油體質的人，吃澱粉和喝咖啡反而會讓他們覺得身體舒服，因為他們是用這些物質把血糖提回平衡線附近。但是，在能量池已恢復到時時都穩定時，只要糖量有震盪，能量池都會像經歷有感地震一樣，讓我們覺得身體不舒服。

如果平時我們血糖很平穩，一多吃了澱粉，血糖突然高升，升高的糖代謝後變成酸，讓血液變酸，形成酸中毒，症狀便是疲倦、想睡。因為身體已經不習慣這樣的高糖在血液裡了，所以只要糖一多，症狀就很明顯。血糖平穩後，身體就不需要總是在血糖掉進谷底時把腎上腺拉出來工作，讓壓力荷爾蒙泛濫。慢慢地，細胞對壓力荷爾蒙的阻抗就會減低，只要有一點點壓力荷爾蒙，細胞就非常敏感。原本我們喝咖啡時，咖啡因會踢腎上腺一腳，讓腎上腺釋出壓力荷爾蒙提升血糖。但因為血糖平衡後的細胞對壓力荷爾蒙很敏感，所以一點點咖啡因就會有很大的感覺。壓力荷爾蒙會使心跳加速、呼吸短促，這時我們就能很明顯地感受到心悸。

所以，培養出平衡型燒油體質後，只要任何會震盪體內平衡的物質一入口，我們都會變得很敏感。它像一個守門人般為我們的健康把關。這一類的反應其實應當算是恢復血糖平衡後可喜可賀的成果，不能算是一種恢復反應。

18. 能量調整導致身體有時過冷或過熱

在培養平衡燒油體質的過程中，身體的核心體溫（core temperature），也就是在沒有活動下的體溫，常會跟著變動。有些人會在這段時間突然出現熱潮，或突然全身是汗，或夜間盜汗。這些都是恢復時期的正常反應，因為能量產出時，會伴隨著熱能，所以，能量調整時一定會影響體溫。

我們常常會以體溫來判斷身體的健康狀況。體溫可以告訴我們身體是不是正在與細菌爭鬥，它也可以告訴女性是否正在排卵，量對了時間，我們也可以知道自己的基礎代謝率。我們可以用體溫判斷自己的代謝情況，是因為在新陳代謝這個分解、合成的過程中，能量池都必須參與。而不管能量是由哪一種元素分解後產出的，熱能（heat）都會隨之產生。所以，在人的新陳代謝加速後，由於分解速度變快了，熱能產生就跟著變多，體溫便跟著上升，不再手冰腳冷。

但是，在達到平衡燒油體質前，能量池依舊會不穩定，新陳代謝還是一下太快一下太慢，這時，體溫就不容易平穩。常會不是太熱就是太冷。因為新陳代謝跟內分泌運作緊密相連，所以，荷爾蒙的分泌量也會忽大忽小。如果腎上腺在不該亢進時出現亢進，那麼當它突如其來釋出大量壓力荷爾蒙時，我們就會突然心跳加速；而壓力荷爾蒙為了確保爆發力，必需快速分解體內營養元素，轉成血糖，這個快速分解以取得能量的過程，會讓體溫突然升高。而人體的體

溫升高時我們散熱最重要的管道便是流汗，所以此時就會突然全身大汗。這類恢復反應出現的時間，常跟著換季時節出現，它持續的時間多只有數星期。

這個體溫不穩的現象在成功培養出平衡燒油體質後，就會自動消失。一個有平衡燒油體質的人，有能力保持能量池的平穩，因此在不同的環境溫度裡，他們也都能保持體溫的恆定，體溫不會忽高忽低。

減輕症狀的方法

- 熱能生產的變化無法阻擋，但是，如果汗流得多，就要記得多喝水，以補充水份。

19. 內分泌調整時引起情緒波動、睡不好

很多人覺得很納悶，吃得好、吃得均衡後，為什麼反而會有情緒波動？為什麼反而會開始睡不好？情緒波動、睡不好都和神經有關，怎麼會跟飲食發生關係呢？既然情緒和睡眠都跟神經有關，那我們就必須先了解神經系統。

大家都認為快樂、傷心、難過等心理情緒，和痛、麻、癢等身體感覺是不一樣的。我們以

為痛麻癢是身體的感覺，是感官製造出來的，而傷心快樂則是心理的感覺，是人想像出來的。其實不然，對身體來說，心理與身體的感覺沒有分別，它們的存在都是為了要保護我們的身體與心理界限，所以它們都是由自律神經系統中被製造出來的（註6）。

人體的神經系統是由電流在傳導訊息，而我們吃的食物影響的是荷爾蒙等化學系統，這兩方本是無法互相影響的。但是，人體在下視丘－腦垂體間，為它們設了一個轉接站。也就是說，情緒能透過這個轉接站影響內分泌運作，我們吃了什麼，也能透過體內的化學系統影響情緒。所以我們肚子餓時會想發脾氣，肚子餓是生理問題，但透過轉接站它便會以情緒表達。而人緊張時會冒汗和心跳加速，緊張是心理問題，但透過轉接站它就能以胃痛、吃不下等生理症狀表達。所以身心其實不分離，神經系統深深受到內分泌系統的影響。

在我們進行根治飲食後，能量池在完全平穩前，跟它緊緊結合在一起的內分泌系統必定會上上下下。內分泌系統一上下，神經系統也馬上有感，跟著上下。所以，由自律神經系統掌理的情緒與睡眠生理時鐘，就會出現波動和症狀。這就是為什麼在恢復期間，有時情緒會很亢奮、有時又會很低落，有時極端樂觀，有時又極端憂鬱；睡眠一下好，一下不好。這類症狀多半會持續幾星期，但一來就很劇烈，一下子就一星期五天憂鬱或五日睡不著，不過，只要是恢

註6：參見賴宇凡著，《身體平衡，就有好情緒！》一書，第18頁。

復反應，它就會慢慢縮短，變成一星期四天憂鬱或四日睡不著。再來是三日、二日、一日，一直到消失。但是，由於它是跟內分泌有關的恢復反應，因此多半是循環式的，也就是在一次症狀出現後，過一陣子另一波又出現。要知道它是生病還是恢復反應，就要看後來再次出現的症狀，有沒有比前次輕微。

減輕症狀的方法

①情緒波動：

- 尋求諮商師支援。
- 補充營養補充品金絲桃（Saint John Wort's）。在德國，醫生開這類草藥型營養補充品治療憂鬱症的機率，超過一般西藥。使用方式及份量按照所購品牌指示。
- 支援腎上腺（註7）。早睡、減糖、減壓、減少大量運動，都是支援腎上腺最好的方法。腎上腺要找回平衡，情緒性的神經類問題才有可能根治。

②睡眠：

- 補充GABA。GABA是能讓肌肉放鬆的一種胺基酸。除了幫助入睡，它常也能有效減輕打呼聲。服用量請按品牌指示。服用時間則必須自己嘗試，因為每個人身體的反應時間不同，有時很快，有時很慢。一般可在下午服用，再視反應把服用時間一直往睡眠時間移動。

- 補充離子鎂錠。鎂是肌肉放鬆所必要的礦物質（參見156頁）。
- 補充5HTP。5HTP是色胺酸（tryptophan）的轉換前身，而色胺酸則是血清素（serotonin）的轉換前身，血清素這個體內抗憂鬱物質是褪黑激素（melatonin）的轉換前身。褪黑激素是安撫我們入睡的神經傳導素。5HTP的服用方式按品牌指示，但服用時間也要視個人身體情況做不同嘗試，可以由正午開始，依睡眠反應把服用時間往睡眠時間移動。

20. 免疫系統大反應引發帶狀疱疹

飲食調整後，可能精神狀態變佳，體力變好，一切都往對的方向前進，但卻突然出現帶狀疱疹（俗稱皮蛇），或是嘴角長疱疹等，這些病毒引起的免疫系統問題。

帶狀疱疹或其它類型的疱疹會出現，通常是免疫系統機能下降導致。飲食調整後，腎上腺歷經恢復時，常會進入亢進狀態。腎上腺一亢進，壓力荷爾蒙就過量。過量的壓力荷爾蒙會將體內深層的免疫力，都調到體表去，為防止我們在跟老虎搏鬥時遭受外傷。因此只要壓力荷爾

註7：參見賴宇凡著，《身體平衡，就有好情緒！》，298～299頁。

蒙一泛濫，免疫力就會被調到體表以準備殺菌。這時，體內就像唱空城計一般，沉睡已久的病毒就可能出來作怪，出現疱疹這類免疫系統的疾病。

由我門診的經驗來看，飲食調整後帶狀疱疹就不會反覆再得。而且只要患病時持續均衡、營養的飲食，帶狀疱疹發作的時間不會超過一個月。

減輕症狀的方法

- 補充高劑量維生素C（請詢問藥劑師），維生素C能提高免疫力。
- 服用紫錐花（echinacea）錠劑，這類草藥能提升免疫力。服用劑量和時間按品牌指示。
- 喝高品質的雞湯，雞湯裡的營養可以讓痊癒過程加速。

21. 精神疾病患者的恢復反應

原本就有嚴重精神疾病的病患，常在飲食調整後好轉，隨後又經歷嚴重的恢復反應。但他們所經歷的恢復反應，常常就是他們原本的症狀。之所以會有嚴重的恢復反應，多是因為腎上腺歷經大發炎所產生的。

腎上腺所生產的壓力荷爾蒙並不只是荷爾蒙，它們也是力量強大的神經傳導素。當腎上腺發炎時，這強大的神經傳導素會打亂其它神經傳導素的運作。因此，原本憂鬱的會更憂鬱，原本焦躁的會更焦躁，原本就精神分裂的，精神分裂就會轉嚴重。當腎上腺發炎時，不只神經傳導素會大亂，體內的礦物質調度和去留也會出現混亂，其中如果鉀離子流失過多，便會引發精神疾病的症狀。

這些症狀大部份一來就很猛烈，常讓重新燃起希望的家人感到非常失落。腎上腺急性發炎多半會持續一星期到兩星期不等。跟所有的恢復反應一樣，它每次再重覆出現時，都應該比上一次的時間短，且症狀會比上一次輕。

減輕症狀的方法

- 補充離子鉀（potassium citrate）。如果驗血時查出礦物質鉀過低，醫院應該也會給病人服用離子鉀。
- 補充魚肝油。腎上腺發炎是痊癒必經之路，補充魚肝油可以讓消炎加速，使得痊癒加速。服用劑量依品牌指示加倍。切記，魚肝油必須隨有油的食物服用，要不然膽汁出不來，無法分解吸收，吃了也是白吃。
- 補充啤酒酵母菌。有精神疾病的人多半嚴重缺乏維生素B，啤酒酵母菌中的維生素B很全

面，又很容易吸收。服用份量依品牌指示加倍。症狀停止後便可調整回品牌指示的劑量。服用時間沒有特定。

- 補充維生素Ｃ。壓力荷爾蒙要順利轉換，靠的就是維生素Ｃ，因此，腎上腺在發炎時，維生素Ｃ會流失得特別快。依品牌指示每日加倍服用至病人會拉肚子。症狀停止後便可調整回品牌指示的劑量。
- 一致行為管理。大部份家中有精神疾病患者的人，因為了解病人的行為是因病產生的，所以處處忍讓。但是，這對病人並不好，因為不管病人有沒有意識，行為受到鼓勵會重複，受到懲罰便消失的原則依舊不變。所以，全家應討論好病人什麼樣的行為應得到什麼後果。記得，給予注意力多是最大的鼓勵、移除注意力多是最大的懲罰。達到共識後，全家的反應一定要一致。因為，如果病人對一個家人做一件事，得到Ａ反應，但對另一個家人做同一件事卻得到Ｂ反應時，他會很沒有安全感。如果他無法預測環境的反應，反而會讓腎上腺更累、發炎得更厲害。

※注意：在我所開設「ｓａｒａ的食食課課」部落格討論區中，有許多人將他們歷經恢復反應的經過記錄下來，可供大家參考。恢復反應讓人害怕，在食食課課中，你將找到可以討論商量的同伴，分享你的擔憂，你也可以在那裡找到處理症狀的對策。食食課課部落格網址：http://blog.shishikeke.com.tw/。

chapter

5

根治飲食法的食物組合示範

1.是雜食，不是肉食

人並不是肉食動物，也就是說，蔬菜在我們的飲食中佔了極重要的地位。所以，吃肉也吃菜的人，與其稱自己為「葷食」者，更應該稱自己為雜食者。蔬菜是腸道益菌的主食，因此，在我建議的食物組合中，早、中、晚餐都可以見到蔬菜。

這裡所有的食物組合，都遵循著兩大基本原則。一是血糖平穩、二是營養密度。食物組合力求不震盪血糖，食材搭配上則力求高營養密度，也就是說，每吃一口都要取得最多的營養。

❶均衡飲食的概念

均衡就是剛剛好的意思，它並不代表這個不可以吃、那個不可以吃，而是今天這個多了，就那個減一點；那個少了，就這個加一點。所以，均衡的目的並不是要掌控，而是在不失衡的情況下取得彈性。有了這個概念再來搭配食物，就不會被拘束，而是海闊天空、組合千萬。

依據這個概念，基本上我們應該什麼都能吃。比如，今天這餐如果已經吃了一碗麵，麵是澱粉，有糖，那麼這一餐就不應再搭配甜點。但是，如果這一餐是生菜包肉，並沒有澱粉，也就是沒有糖，那麼這一餐就可以再搭配一點甜點。或者，今天這餐已經吃了麵，麵是精緻加工過的澱粉，那下一餐就換一個天然沒有加工過的澱粉，如地瓜。或者，這一餐已經有吃澱粉，那搭配水果時就要少量。如果餐後想多吃一些當季的好吃水果，那那一餐就不要吃澱粉了。

很多人為了減肥而控制自己的食量，這就是用腦吃飯不是用身體在吃飯。想吃多少，應該

是由身體決定，不要硬性控制，否則能量調度永遠無法回到平衡狀態。我們可以掌控的是食物的組合，只要組合對，量大量小都不會震盪血糖，也因此不會打擾到能量池的平穩。

所以每一餐只要有一份青菜、一份肉，澱粉不超過二〇％，依這個比例，量可大可小，看那一天掌控食慾的荷爾蒙要求。但如果我們總是將營養密度高的食物往身體裡送，也總是送得足量，當身體滿足了，食量自然就開始縮小了。那時再按著一樣的食物比例，減少份量即可。

❷每一種食材都要輪著吃

有些實行根治飲食的人，食物比例雖對，但卻天天吃一模一樣的食物。食物不輪替，最大的風險就是營養元素攝取不全面。一直吃一樣的食物，就一直吃到同樣的營養元素，最後沒攝取到的就產生匱乏。比如天天吃魚，卻不攝取貝類，魚的營養豐富，但它的碘、鋅含量都不足，這就是為什麼這個不吃、那個不吃，會挑食的人，身體總是會虛弱的原因。

❸水果要在均衡的餐後吃

吃水果的時間和量，要比照任何會震盪血糖的食物的吃法。很多人不知道水果含高糖，水果很甜，甜味的來源就是果糖。一根中等大小的香蕉就含七至八顆方糖的糖量，而一顆蘋果也至少有五顆方糖的量。因此，水果一定要尾隨在均衡的餐後立刻吃，不能單獨當零食吃。

水果的量不需要多，就已足夠提供人體所需的營養。水果的量如果吃太多，很可能會讓原本是均衡一餐的血糖震盪。吃兩根香蕉就等於吞了十四至十六粒的方糖，那麼多糖，整餐的糖

量必定超出均衡值。

許多人把水果放在餐前吃，是為了取得水果內的酵素，這樣做，必定震盪血糖。其實，我們的消化酵素是胰臟釋出的，多半是以蛋白質為原料製造的。如果血糖平穩、各類營養元素均衡攝取，胰臟不會因為大量製造胰島素而疲倦，消化酵素沒道理會不足，也不必從外攝取。

❹早餐是一天中最重要的一餐

現代社會工作繁忙，大家早上常趕著出門，因此早餐多半是三餐裡最草率的一餐。但是，對身體來說，因為整夜沒有進食，從能量調度的需求上，早餐其實是最重要的一餐。光只是不吃早餐，對身體的危害還不那麼大，但如果一早就吃錯，譬如喝杯咖啡了事，或吃片麵包解決，這樣還沒出門血糖就已經過度震盪了，想培養平衡燒油體質，何其難。

想培養平衡燒油體質，食量一定要配合活動量，就像汽車加油一樣，跑得遠就多加一點油；跑的距離近，就少加點油。因此在餐餐均衡的前提下，早餐應該要豐富且足量。從結果來看也會是如此，早餐吃得最豐盛、中餐第二豐盛，晚餐吃得最少的人，身材也會一樣上豐盈下纖瘦。而那些早餐亂吃、中餐隨便，晚餐才想到要大快朵頤的人，身材也就一樣上平板下肥滿。

早餐不草率進食，但能快速解決的方法還是很多。或包、或捲、或夾，也可以放進悶燒罐裡帶進辦公室吃，罐裡有肉有菜，只要澱粉不過量，都可以填飽肚子，提供身體迫切需要的營

養元素，讓你一早就精神飽滿。

❺不要讓咖啡因震盪血糖

台灣的咖啡，咖啡因多半極重，所以必須特別注意。咖啡因是刺激品，可以直接影響腎上腺。咖啡因一重，就表示它能重重地踢腎上腺一腳，把大量的壓力荷爾蒙踢出來。壓力荷爾蒙一出來，血糖就要上升。因此，喝這種咖啡再配上甜點，常會震盪血糖。如果喝的是這種高含量咖啡因的咖啡，最好只喝 expresso cup 的量，也同時減少甜點的量。或者，可以找咖啡因含量不高的飲料搭配甜點。

❻選擇正確的零食

很多人到了下午，肚子一餓，就找麵包、蛋糕、餅乾之類的甜食當下午點心吃，其實可以當作零食的食物非常多。台灣有很多品質很好的罐頭食品，不含防腐劑、色素，可以當作很好的零食。例如蕃茄沙丁魚罐頭裡的沙丁魚，連骨帶皮都可以一起吃，沙丁魚本身已極度營養，再加上皮和骨，對骨骼與皮膚的助益就更大。這樣的原形食物比一塊麵包，不知道要營養多少，更不用提它不震盪血糖的特性了。可是，我們現在卻很少利用這些營養豐富的肉類罐頭了。零食已快變成加工食品的代名詞。想吃到營養的好零食，可以往記憶裡去搜索，找找古早味的電影院零食，雞翅、雞屁股、豬耳朵等，都是很好的零食。

如何使用食物組合示範

- 在全彩的食物組合照片裡，除了各類要注意的事項外，可以很清楚地看到食物的比例——澱粉量對肉量應該要多少？一碗麵配上肉的麵量和肉量各多少？稀飯的飯量與肉量比例是多少？青菜該吃多少？這些，都可以在照片裡很清楚地看得出來。但是，這只是食物組合的比例，不代表該吃的食量。
- 如果食量小些，就按同等比例減少整餐的份量；如果食量大些，就按同等比例增加整餐的份量。食量一定要聽從自己的身體，而不是腦。不是想著少吃兩口，而是慢慢吃，只要身體感覺飽了，就該放下筷子了。
- 這些食物組合，對外食者也很方便使用，可以依各類餐點所標示的比例，在餐廳點餐時做較好的選擇。例如點義大利麵時，一餐中麵的比例應佔多少？肉量應佔多少？青菜應佔多少？往後在外點餐時，便可以自行在進食的時候，或點餐時做調整。沒有時間做菜，並不表示外食者沒有選擇。在外吃飯，依舊可以選擇食物組合與比例正確的餐點享用。如果外食的人，都以鈔票當選票，去投那些使用實在好料的餐廳，那這樣

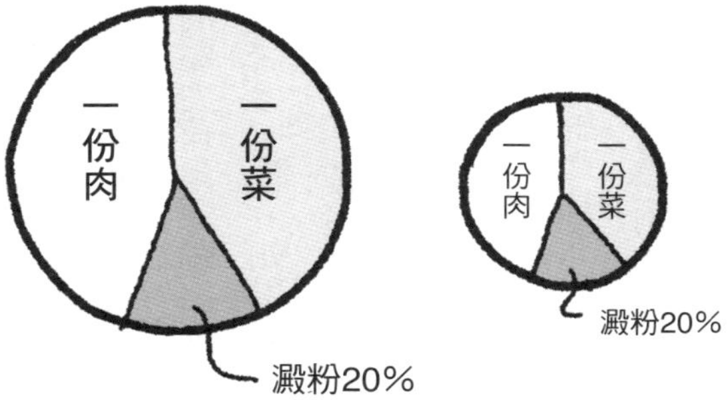

●一份肉、一份菜，澱粉佔總比例二〇%，就是均衡的一餐。食量依各人活動量及生活習慣不同決定，若食量小，就等比例少吃；食量大，就等比例多吃。千萬不要再另外配飯、麵。

的餐廳就只會愈來愈多，外食者的選擇也因此會愈來愈多。

- 各個食物組合，都附有替換概念。方便大家按著同樣的蛋白質、青菜、澱粉比例，以不同的食材替換烹調，尋找做菜的靈感。過去人類的食材種類多達四千多種，現代人的一般食材種類卻縮減為不到四百種，攝取的食材一減少，營養元素的多元攝取就會受到影響。這裡收錄的食物組合，是以比例與食材搭配為教育目標，但它變換的可能性不侷限於此。如果我們能在均衡的前提下，多多攝取平日較少接觸的食材，如內臟、各式貝類海鮮、發酵食品等，食材多輪替，營養元素就能均衡且全面，體內運作需要的原料，就不會匱乏，健康也就有保障。
- 所建議的食物組合中，因為每個組合都是均衡的一餐，所以，各個都可以當成早餐、午餐、晚餐享受。端看使用者的需求、方便度。我自己做菜，常是前晚的剩菜挪至早餐換個樣子，例如晚餐剩下的肉類，到了早餐，包手捲、做成捲餅、夾饅頭、麵包等，又是一道新的菜。只要搭配不同的蔬菜，就變成了不同的一餐。但不管如何變形，只要符合比例，就是均衡的，可適用於每一餐。
- 大部份的食物組合並沒有附做法，因為這些菜的做法到處都找得到，但食物組合及比例卻只有這樣呈現大家才能真正理解。這就是什麼大部份收錄的料理都是日常家庭中最熟悉，最常做的，如此一來，食材的購買和做法都不難取得。素食部份，為確保血糖不震盪，是顛覆原本大家習慣的素食食物組合，是較新的料理方式，所以附了部份做法。如果使用這些食物組合時想更進一步討論及分享大家的經驗，歡迎到我的食食課課部落格來，我在那裡等著你。

雜食食物組合

稀飯套餐

煎魚稀飯套餐

地瓜稀飯、煎魚、時蔬、
蕃茄炒蛋、豆腐乳

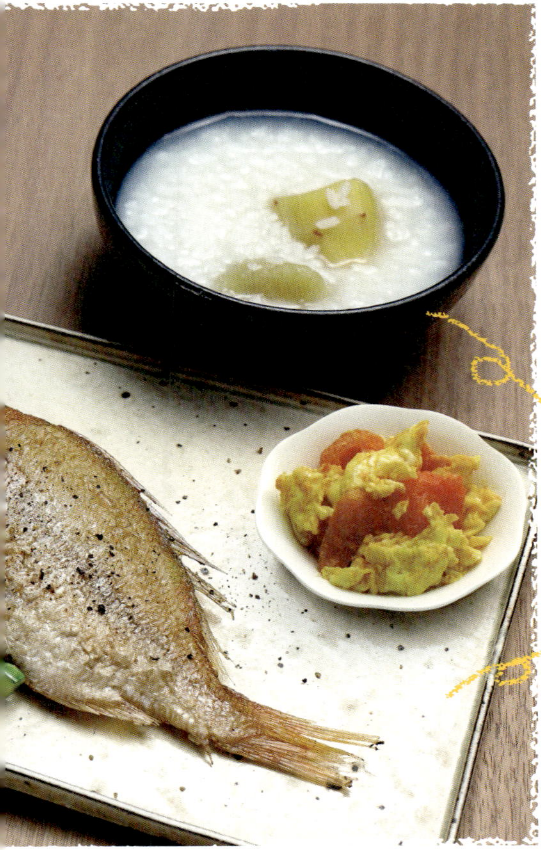

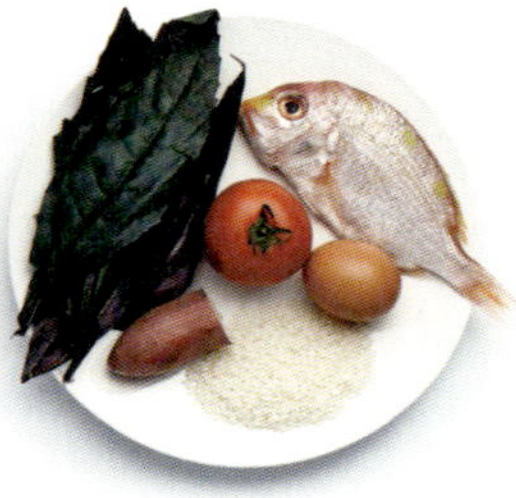

- 稀飯不一定要用白米去煮，像糙米、五穀米、黑米、紫米，愈多顏色的米，營養愈豐富。或者可加入地瓜、南瓜、芋頭，讓纖維代替米中的澱粉。
- 已煮爛的稀飯，在消化道裡化成糖的速度有時比巧克力蛋糕還要快。所以跟著稀飯的食物組合，都最好有兩種蛋白質來源。
- 如果主要肉類本身已經夠油，那麼兼配的蛋白質可以是植物性的，如豆腐乾、花生等，或沒有也可以。但是，如果主要肉類本身並不油，像里肌肉，則配上的蛋白質最好是動物性的，或是蛋。

替換概念

1. **韓式豬肉稀飯套餐**（稀飯、韓國泡菜炒豬五花肉片、好油炒時蔬、花生米、納豆）
2. **白斬鵝肉稀飯套餐**（稀飯、白斬鵝肉、好油炒時蔬、鹽麴醬菜）
3. **鹹蛋蒸肉稀飯套餐**（稀飯、鹹蛋蒸豬絞肉、好油炒時蔬、台灣泡菜）
4. **滷牛腱稀飯套餐**（稀飯、滷牛腱、好油炒時蔬、鹹鴨蛋、韓國泡菜）

Tips

• 想降低澱粉類的升糖指數，加油脂不失為一種好方法，比如法國人吃麵包加奶油、義大利人吃麵包沾油醋，米飯裡也可以加入豬油、椰油，或在稀飯裡加入碎炸豬皮。

- 發酵食品如豆腐乳、納豆、味噌、鹽麴中，充滿美好的益生菌，它們不但能去除豆類中的高植酸，且它們同時能代謝出豐富的維生素，所以用它們醃肉，或醃漬食物，食物會產生豐富的風味。
- 腸壞菌的主食是糖，所以如果一餐中有會快速分解成糖的澱粉，在同餐中攝取此類發酵食品，有抑制腸壞菌的作用。最好抑制壞菌的方法，就是讓好菌的代謝物去創造不適合壞菌生長的環境。

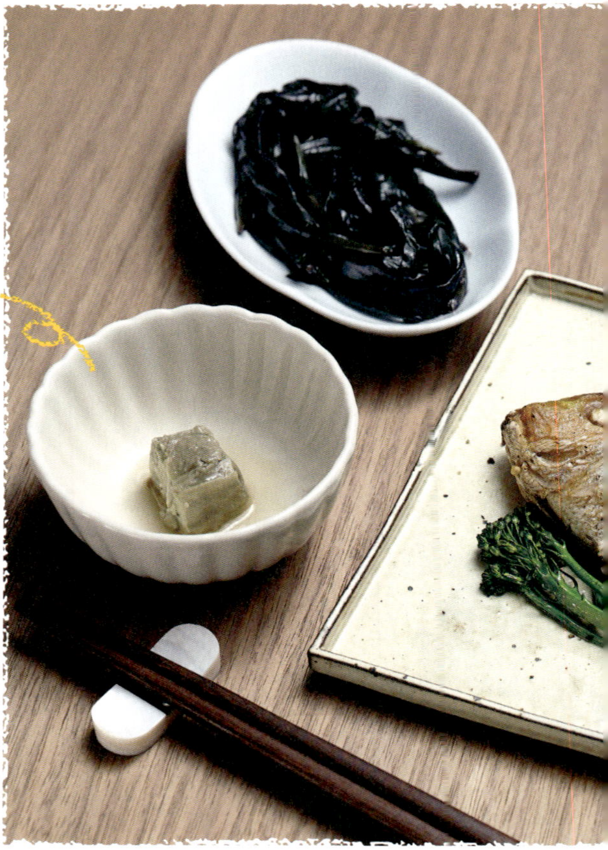

油品建議

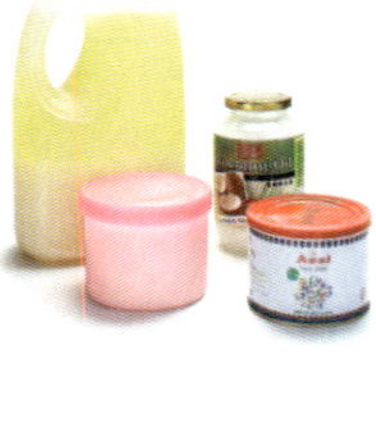

橄欖油、麻油、苦茶油等都必須置暗瓶中儲存，這些怕光、怕熱和怕氧的油，不適合高溫熱炒，只適合低溫炒或涼拌。如果料理中含大量水份，如麻油雞、烤蔬菜等，因為油跟著水不會超過沸騰點，因此也可以使用這類油。想高溫熱炒或油炸，必須使用穩定的油，如椰子油、棕櫚油、奶油、印度精煉奶油（ghee），豬油、雞油，及其它動物性油脂。

中式簡餐

牛肉炒飯

牛肉片、蕃茄、蛋、時蔬、飯

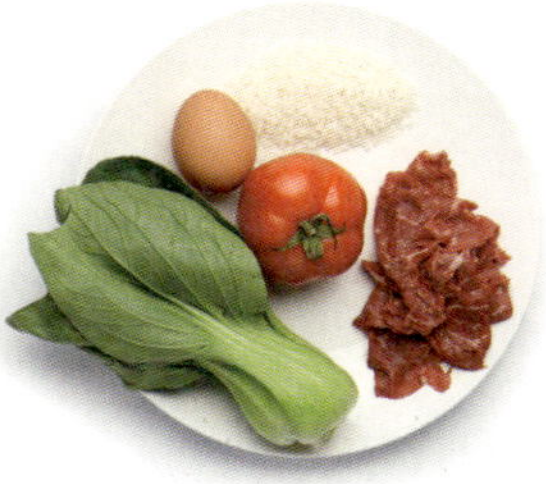

- 炒飯是中國菜裡最簡易能收羅各種剩菜的料理了，但是一般炒飯的飯量都太多。炒出來的飯，應該能清楚地看到好料，飯只是個搭配、承載、調味的好工具而已。

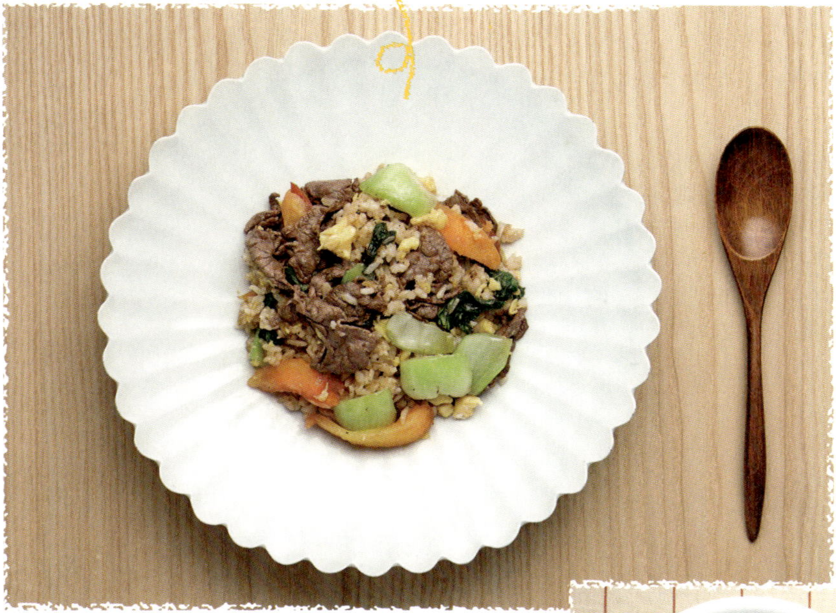

替換概念

1. **雞腿飯**（雞腿、時蔬、飯）
2. **排骨飯**（排骨、時蔬、飯）
3. **煎魚飯**（煎魚、時蔬、飯）
4. **焗烤白醬豬肉飯**（豬肉、青豆、白醬、起司、飯）

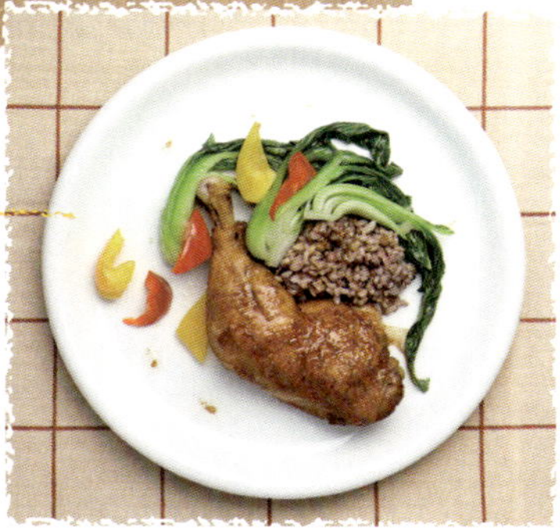

西式簡餐

果醬烤鴨

鴨腿、蘆筍、蘑菇、紅黃椒、義大利麵、果醬醬汁

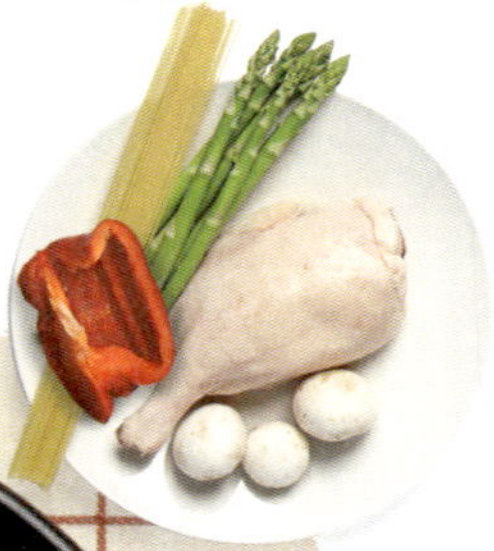

- 點西餐時，不要以有沒有搭配飲料、甜點、有沒有搭配餐間清舌飲料之類的花樣，來判斷餐點是否值回票價。真正想均衡飲食，這些花招，只會增加血糖震盪的機會，並沒有提供實在的營養，更不會幫助我們邁向平衡燒油體質。
- 點餐時，要先判斷肉量是否足夠，再搭配蔬菜。寧可點實在的德國豬腳加沙拉，沒有飲料、沒有甜點，也不要點加一大堆花樣、澱粉，卻只有一小塊肉的餐。

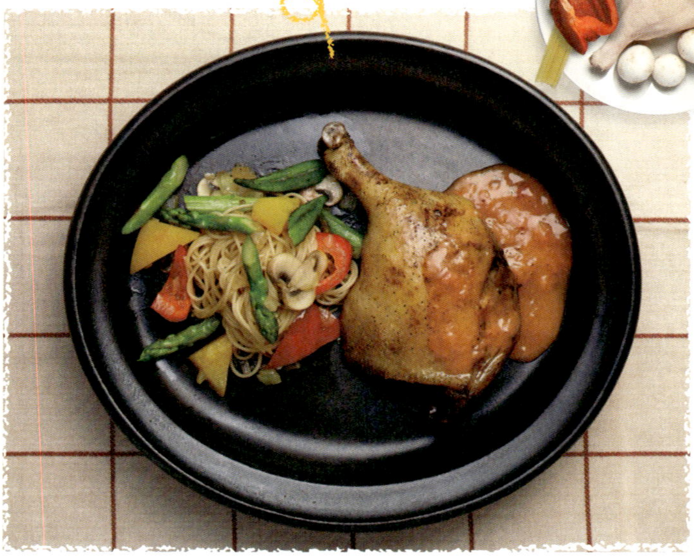

Tips

- 各式果醬與禽肉很搭配。果醬醬汁很好做，選擇想搭配口味的果汁加點糖，一直煮到濃稠，直到沾在湯匙背上的醬汁用手指一畫會出現一條線時，就是對的濃稠度。

替換概念

1. **蘑菇豬排**（豬排／無澱粉外包、蘑菇醬、花椰菜、義大利麵）
2. **咖哩雞排**（雞排／有澱粉外包、咖哩醬、生菜沙拉、小麵包）
3. **照燒鱈魚排**（魚排／有澱粉外包、照燒醬、茭白筍、小團飯）
4. **黑啤酒德國豬腳**（豬腳、黑啤酒醬汁、德國酸菜、小麵包）

中、西式歐姆蛋

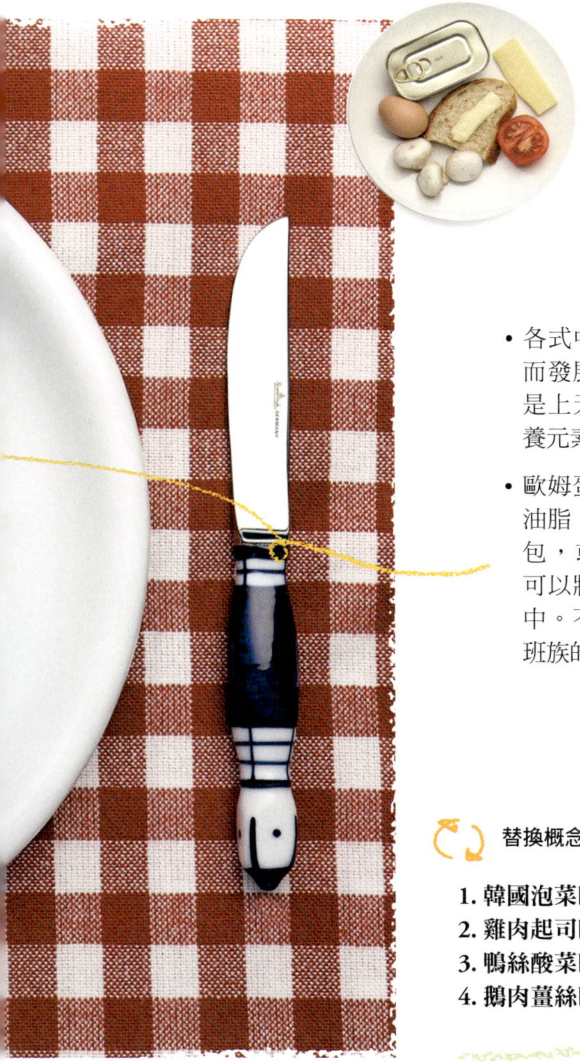

蕃茄沙丁魚歐姆蛋

罐頭蕃茄沙丁魚、
蘑菇、起司、蛋、
半片塗奶油的土司

- 各式中西菜餚中，都有許多是為消化剩菜而發展出來的，歐姆蛋就是其中一種。蛋是上天賜予人類最好的禮物，因為它的營養元素最全面均衡。
- 歐姆蛋裡包的食材如果是豐富的蛋白質與油脂，就還能配上抹了奶油或果醬的小麵包，或半塊土司。若是中式歐姆蛋，也可以將煮熟的粉條、米飯、涼粉等包在蛋中。不管中式還是西式，它都是趕時間上班族的早餐聖品。

替換概念

1. **韓國泡菜歐姆蛋**（蛋、牛肉、韓國泡菜）
2. **雞肉起司歐姆蛋**（蛋、雞肉、起司、時蔬）
3. **鴨絲酸菜歐姆蛋**（蛋、鴨肉絲、東北酸菜絲）
4. **鵝肉薑絲歐姆蛋**（蛋、鵝肉、薑絲、台式泡菜）

Tips

- 在選購肉類罐頭時，一定要記得檢查原料／成份。蕃茄沙丁魚罐頭，就只有蕃茄和沙丁魚。選購其它架上產品的原則也是一樣，只要有看不懂的成份，就不要買，因為你看不懂的，身體也一定不認得。

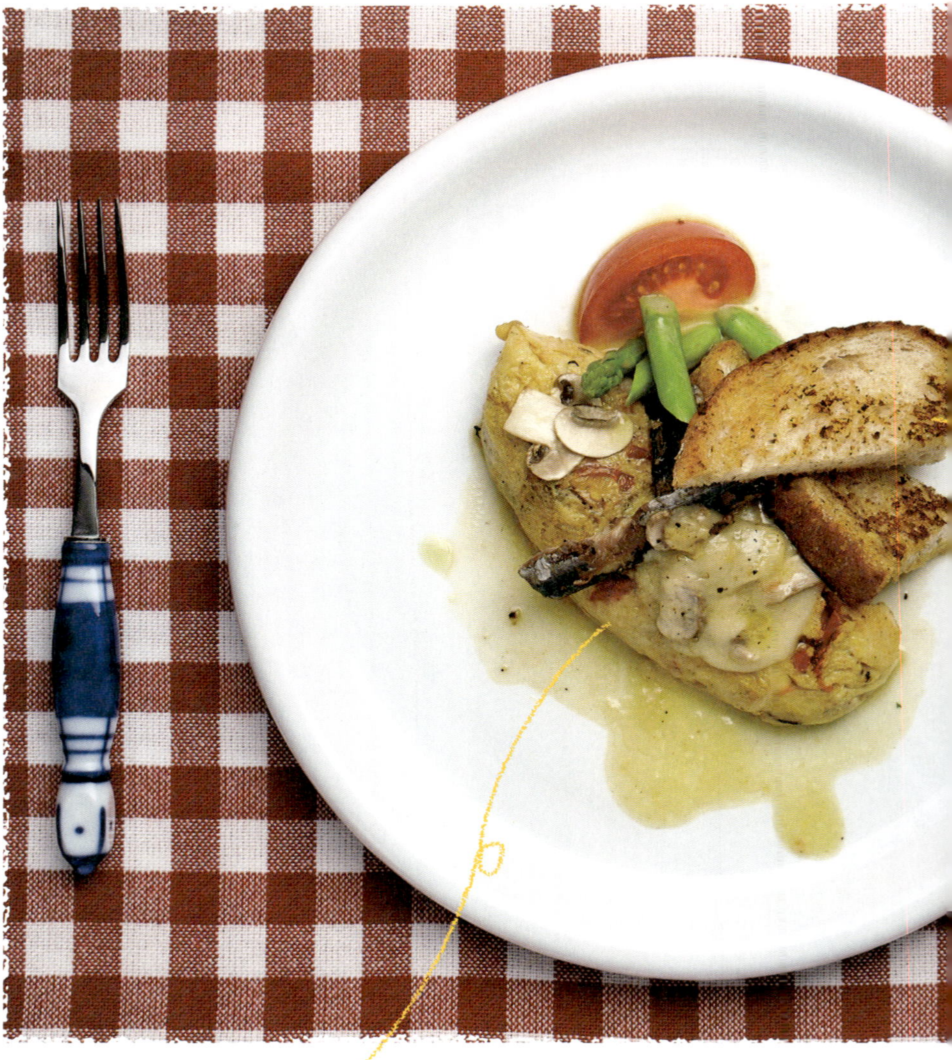

- 若在蛋中加一片起司，它就是西式歐姆蛋，若添一小匙豆腐乳，它立刻就成為中式歐姆蛋。

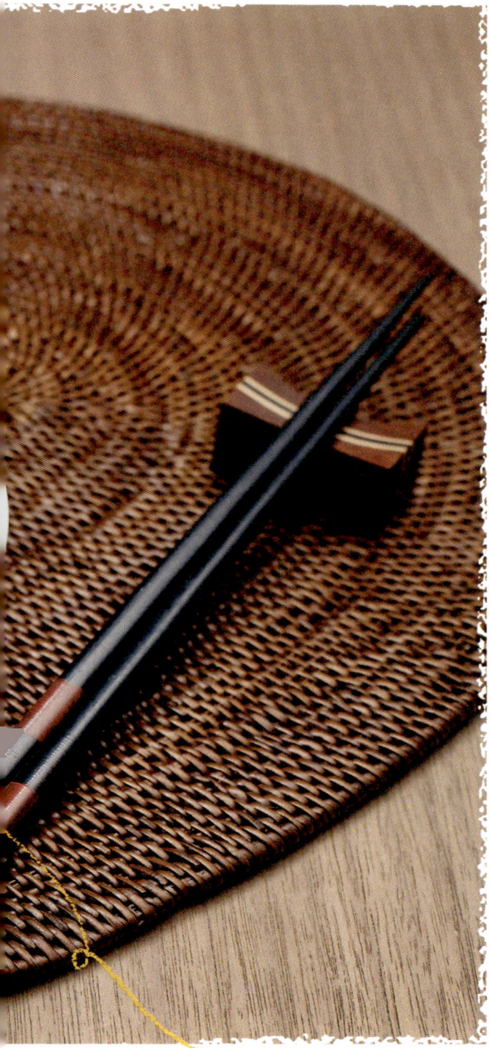

火鍋肉湯麵

大骨高湯、火鍋肉、
時蔬、麵

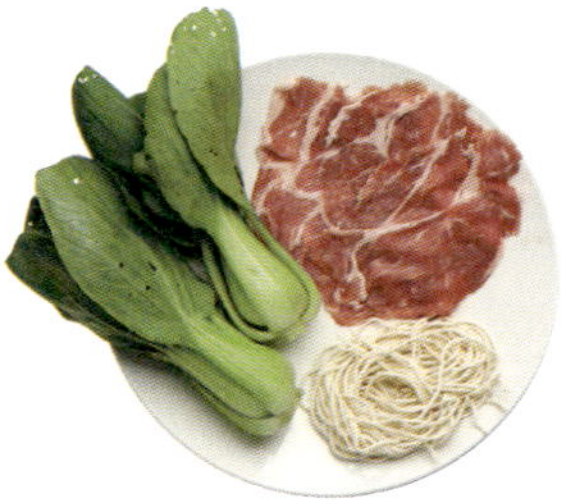

- 煮湯麵的湯底一定要用以傳統方式熬燉的高湯，不要用湯塊或濃湯包製作的湯。傳統方式法熬製的各類高湯，充滿豐富的礦物質，因為水在人體裡是由礦物質帶進帶出，所以高湯有親水的特性，能夠幫助消化。
- 從各類骨頭中熬煮出的湯，也包含了豐富的油脂，能承載脂溶性維生素D，有效幫助腸胃吸收高湯裡的礦物質。且油脂內所含的其它脂溶性維生素A、E、K，對腸道表皮健康有極大的貢獻。這就是高湯裡的油，不可隨意撈出的原因。

替換概念

1. **海鮮蕎麥麵**（高湯、海鮮〔蝦、貝〕）、竹笙、時蔬、蕎麥麵）
2. **韓式魚頭湯麵**（高湯、魚頭、韓國泡菜、麵）
3. **什錦米粉**（高湯、豬皮、碎肉、蛋花、玉米、小銀魚、時蔬、米粉）
4. **酸菜猪腸麵線**（高湯、豬腸、酸菜、麵線）

- 麵是加工過的精緻澱粉，它震盪血糖的能力極大，所以在吃湯麵時，更需要靠高湯裡的油脂，幫助減緩麵分解成糖的速度。

Tips

• 預先燉煮好的濃縮高湯，可在冷卻後用冰塊盒冷凍起來，使用時按份量取出，非常方便。

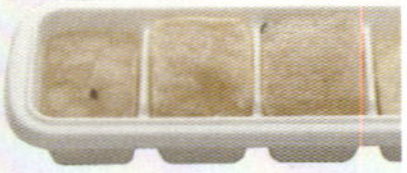

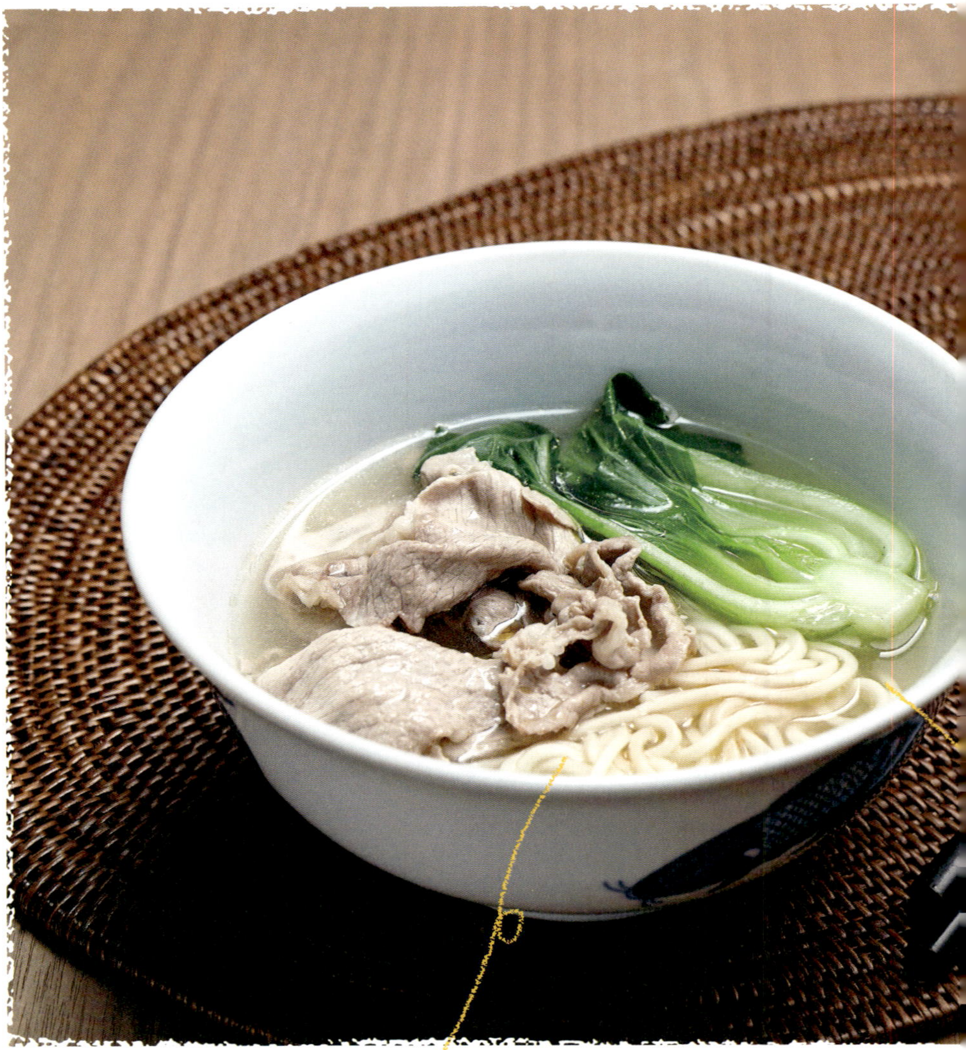

• 麵條這類的加工精緻澱粉，化成糖的速度比用奶油做的巧克力蛋糕更快，所以一定要考慮湯麵中所搭配蛋白質的油脂含量。比如蝦的油脂含量不高，所以與它搭配的麵，升糖指數最好低一點，如以蕎麥麵取代白麵。除此之外，打一個蛋入湯麵中，也能幫助減緩麵轉化成糖的速度。

義大利麵

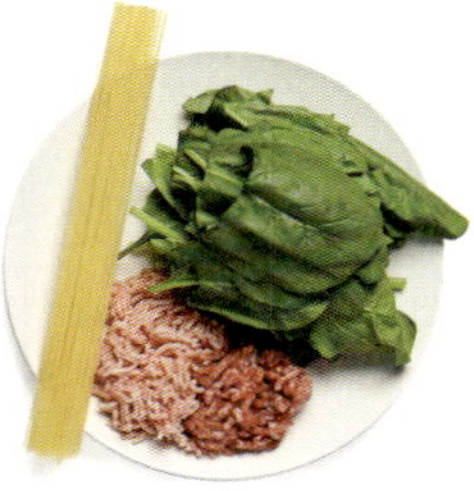

• 主餐中如果有澱粉，就不能再搭配餐後的甜點及咖啡，不然此餐中的糖份含量一定超過。

肉丸義大利麵

義大利麵、豬絞肉、牛絞肉、菠菜、蕃茄醬、起司

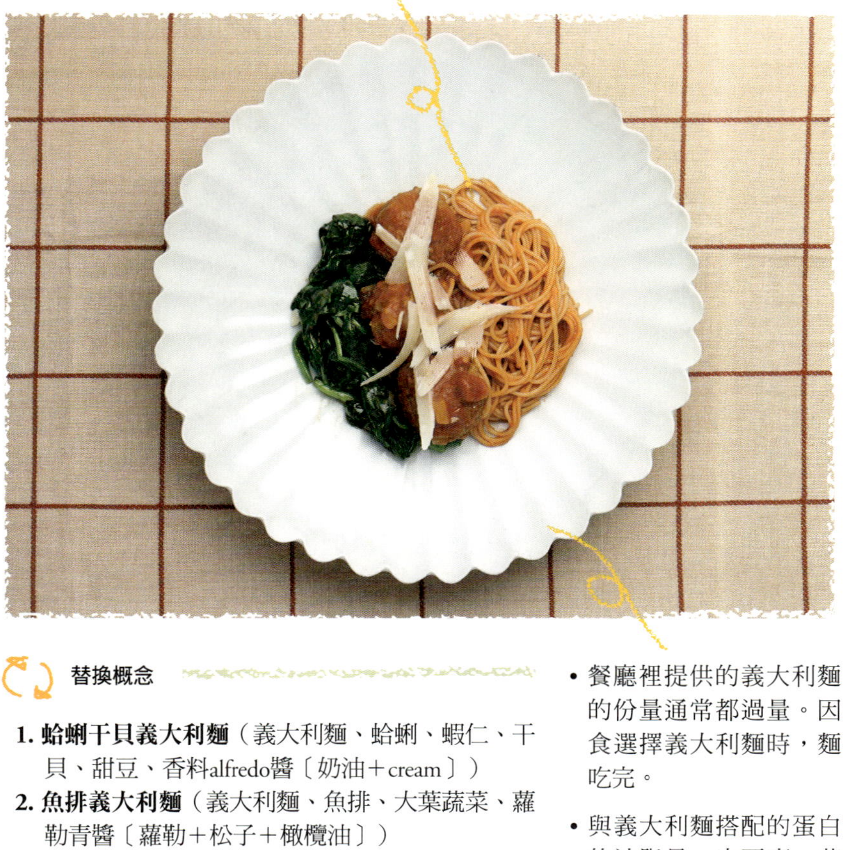

替換概念

1. **蛤蜊干貝義大利麵**（義大利麵、蛤蜊、蝦仁、干貝、甜豆、香料alfredo醬〔奶油＋cream〕）
2. **魚排義大利麵**（義大利麵、魚排、大葉蔬菜、蘿勒青醬〔蘿勒＋松子＋橄欖油〕）
3. **雞肉蘑菇義大利麵**（義大利麵、雞肉塊、蘑菇、磨菇醬〔奶油＋蘑菇泥＋全脂奶或cream〕）
4. **培根起司通心粉**（義大利麵、培根、綠花椰菜、三種起司、奶油、酸奶油）

• 餐廳裡提供的義大利麵，麵條的份量通常都過量。因此，外食選擇義大利麵時，麵不能全吃完。

• 與義大利麵搭配的蛋白質所含的油脂量一定要高。若是搭配蝦、貝、魚這類油脂量不高的肉，所搭配的醬汁就一定要是以高品質且足量的油脂製作的，不然血糖平衡一定不保。

湯品

羅宋湯

牛腱或牛其它部位、
胡蘿蔔、蕃茄、
芹菜、高麗菜

- 燉煮的湯底本身就充滿了豐富的營養，這些營養能有效幫助湯中食材被吸收，因此，有肉有菜的湯，本身就可以是均衡的一餐。
- 與肉品一同燉煮的根莖類蔬菜可以同時提供我們需要的澱粉與纖維。且這些澱粉，多是原形未加工過的澱粉，與屬精緻麵粉的麵與麵包不同，它們依舊保有豐富的營養元素。

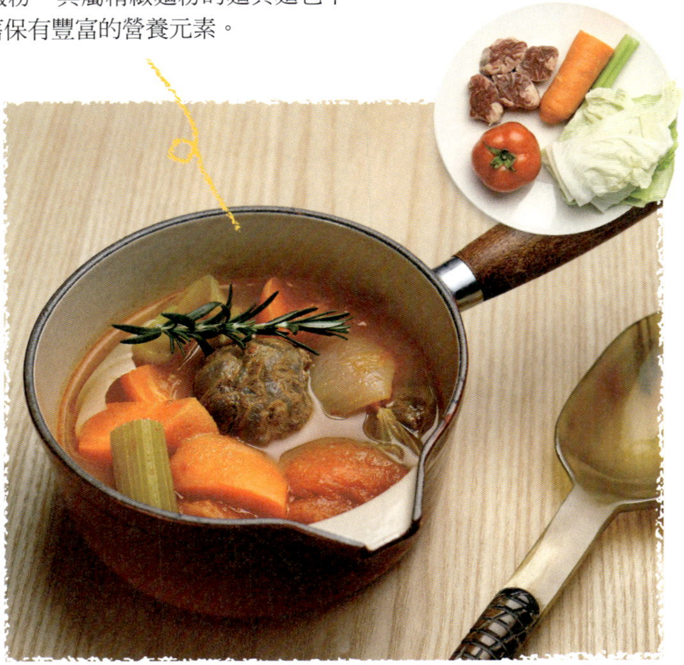

Tips

- 把做好的肉湯煮開，放進悶燒罐中，裡面再打一個蛋與加一小把青菜，蓋罐，等到要吃的時候，一切都剛剛好。可以當早餐、中餐，或晚餐，外出均衡飲食非常方便。
- 我們所需的營養不但要均衡，而且要全面，動物身上的每一個部位都應是食物的來源，所以，內臟、瘦肉、肥肉都要輪著吃，最能確保營養元素的均衡與全面。

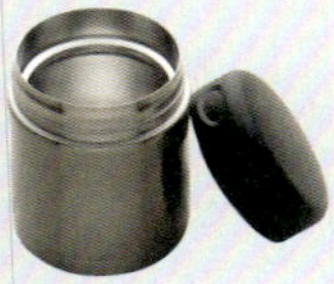

替換概念

1. **蛤蜊馬鈴薯巧達濃湯**（高湯、蛤蜊、馬鈴薯、起司、全脂奶〔起鍋前勾芡〕）
2. **鮭魚玉米濃湯**（高湯、鮭魚片、玉米、大蔥、全脂奶〔起鍋前勾芡〕）
3. **酸菜豬肚湯**（高湯、豬肚、酸菜、白蘿蔔）
4. **墨西哥chili湯**（高湯、豬牛碎肉、蕃茄、青椒、洋蔥、黑豆〔起鍋前勾芡，享用前加一匙全脂酸奶油〕）

〔麵糊勾芡的做法見223頁〕

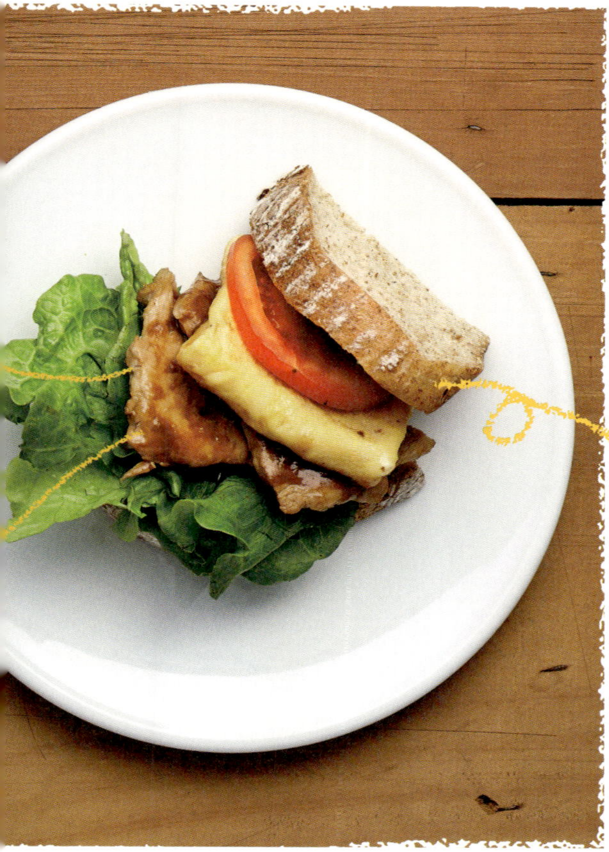

三明治

猪排三明治

一片麵包、蛋、小猪排、生菜、蕃茄

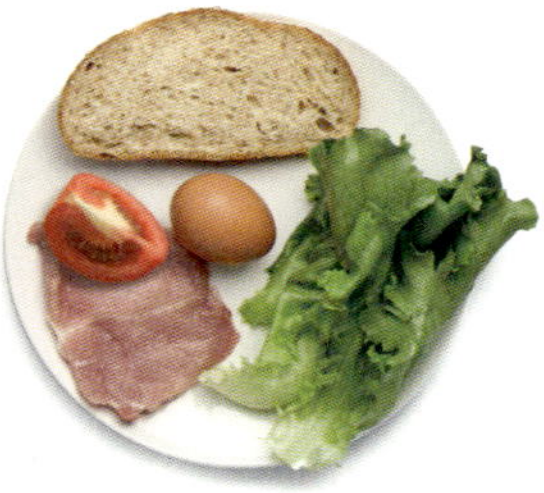

- 麵包不管是不是以全麥、雜糧為原料烘焙的，都是加工食品，不只營養元素不足，且加工次數越多，震盪血糖的能力愈高。但是，製作原料純淨，使用好油（如豬油、奶油、椰子油等）做的好麵包，可以是承載油脂與蛋白質最好的伴侶。因此，除非它搭配肉類中的油脂含量足夠，否則吃三明治時，最好只使用一片麵包。外食點餐時，也可以問問老闆可不可以把三明治的麵包改成生菜去包。
- 一片塗滿了奶油的麵包（或其它油脂）單吃，不能當成一餐，因為營養元素如纖維素、蛋白質等依舊不足。

替換概念

1. **漢堡肉三明治**（一片麵包、蛋、絞豬肉餅、小黃瓜、蕃茄）
2. **火腿起司三明治**（一片麵包、火腿、起司、德國酸菜）
3. **鮪魚三明治**（一片麵包、鮪魚罐頭、青豆紅蘿蔔雞蛋沙拉）
4. **蝦仁炒蛋三明治**（一片麵包、蝦仁炒蕃茄蛋）

〔均可選擇自己喜愛的醬料搭配〕

- 單元不飽和脂肪酸高的油，如橄欖油、麻油、苦茶油等，雖不宜煎炒，卻最適合用來做三明治的抹醬。這些油脂如果是用冷壓、裝暗瓶、遠離熱源的方式保存，它們在室溫下是液態的特性，讓它們成為好塗、好拌醬料的完美食材。
- 製作醬料時若經常同時使用堅果做為醬底，就能以最安全的方式攝取到多元不飽和脂肪酸。如此一來，醬料輪著用，再加上煎炒時所使用的飽和脂肪酸，就可以確保我們能全面攝取到多元、單元不飽和脂肪酸，以及飽和脂肪酸。

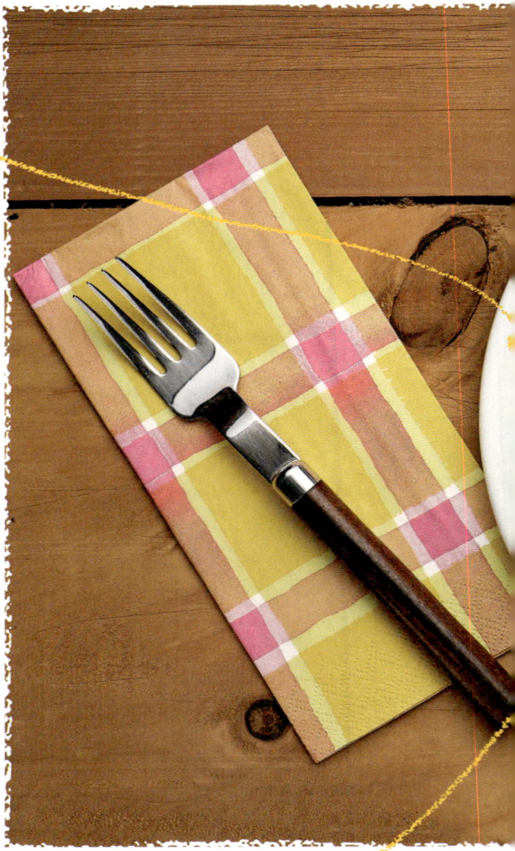

- 三明治中的抹醬，或拌沙拉的沙拉醬，常用油＋酸搭配，如蕃茄醬配美奶滋的千島醬，還有黃芥末醬配橄欖油等。這樣的設計是為了補充這類食物不足的油脂，增加風味，同時還幫助消化。所以只要加的醬對，三明治和沙拉吃起來都不會乾。

Tips

- 多數市面上所賣的現成醬料，最大的問題是它所選用的油。記得在採買時要看原料成份，如果裡面有你看不懂的化學成份或有不好的油，就不應該買，因為現在不是買不到好的產品，只是要花點心思去找而已（自製抹醬的種類及製法請見２４４頁）。
- 經常外食的人一定要有一個認知，那就是食材品質高，店家就賺得少，除非你付的錢比較多。所以，許多外食的漢堡肉、火腿，都不是百分之百的肉，常常都會在加工過程中加入了大量的澱粉。因此，外食選擇時，一定要以「我可以飽多久」來判斷食材真假。如果早餐吃了一個漢堡或三明治，不到中午就感到餓，表示肉裡的純肉量並不高，那就最好考慮請老板再加一個蛋，或考慮換一家能讓你持續飽到中午的店。

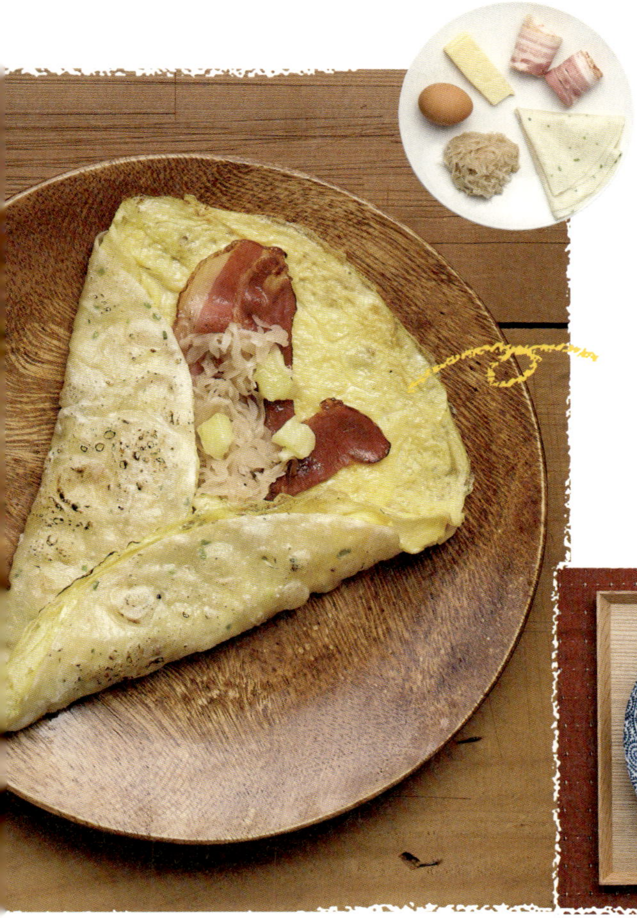

培根起司捲餅

薄餅、蛋、培根、起司、德國酸菜

- 各類餅都可以拿來做捲餅，無論潤餅、法式薄餅（crepe）、單餅，越南的米餅都可以用來替換。愈薄的餅越能確保澱粉攝取不超量。
- 既然所有的餅都是以澱粉為原料，因此，餅中的食材最好避免再出現高澱粉含量的食材，如米飯、麵、豆類等。

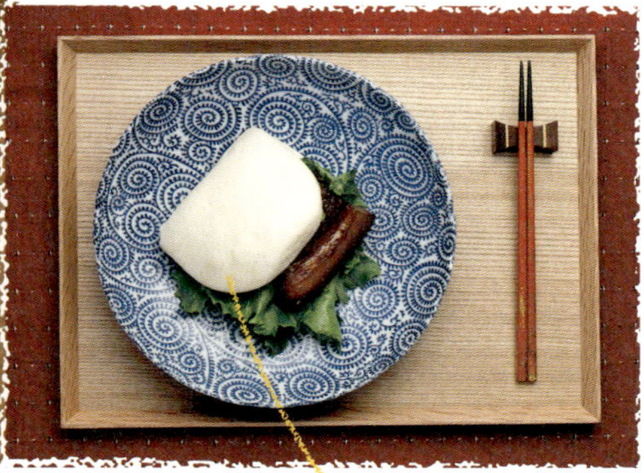

- 刈包、饅頭、麵包是精緻澱粉，所以化成糖的速度很快，且它的量比餅類大很多，因此它只適合夾包帶點油脂的肉類，確保血糖不震盪。

替換概念

1. **牛腱捲餅**（單餅、滷牛腱、生蔥絲、四川泡菜、含油脂的抹醬）
2. **猪肉捲餅**（單餅、紅燒肉、花生粉、酸菜）
3. **絞肉捲餅**（薄餅、絞牛肉或豬肉，或雞肉絲、酪梨片、蕃茄與洋蔥丁〔吃前加上香菜與全脂酸奶油〕）
4. **叉燒捲餅**（單餅、叉燒肉、好油炒時蔬）

Tips

- 選購培根或臘肉時，要注意看成份原料，成份原料要乾淨簡單。如果製作過程中使用亞硝酸鹽（nitrite），身體其實可以分解亞硝酸鹽，輕易排出。但如果製作過程中使用人工色素，則要避免。必須使用色素才能有色澤的肉類，多表示它的營養元素不足，或是加工製作過程所花的時間不夠，營養還沒有成熟顯現，才需要上色。只使用鹽或酒讓它發酵的臘肉、培根，或義式火腿是最上選。
- 用塑膠紙一片片包住的起司是加工起司，原料成份通常不佳。好的起司經天然的發酵，形狀通常是一整塊。但有時好的起司也會預先切成片狀，中間夾著紙賣。如果切片的起司中間沒有夾紙，不要買，因為為了能讓它們分離，必須有加工手續。好起司的原料應該只有奶、菌、鹽。

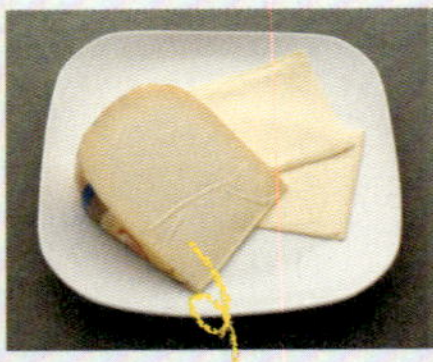

好起司多是整塊的。

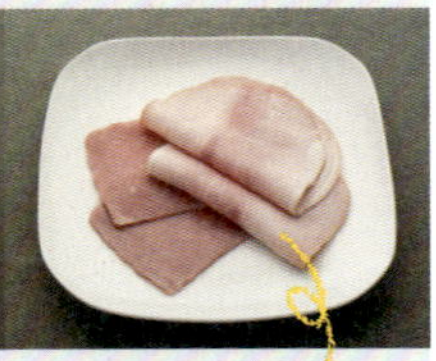

好火腿的顏色自然，可以看到肉的紋理。

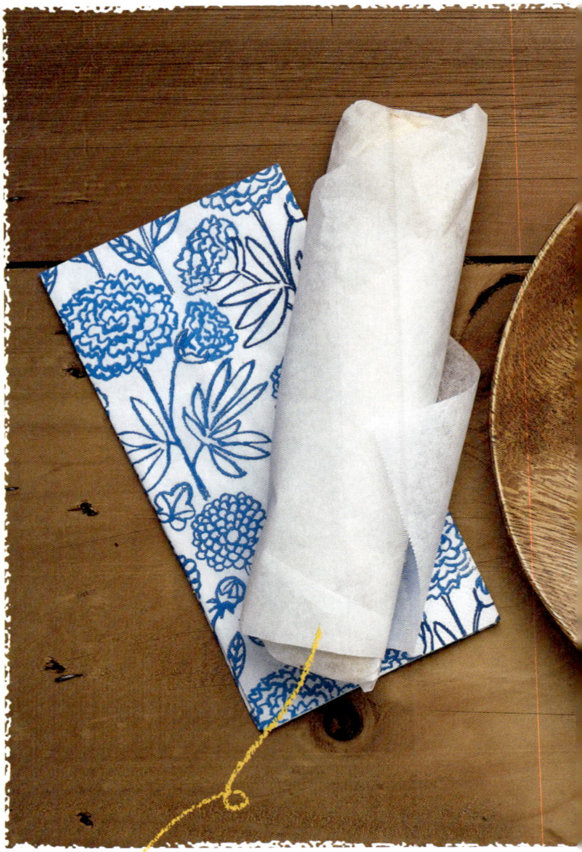

- 這類捲餅食物用鋁箔紙一包就可以帶走，很適合趕上班上學的人。如果怕鋁箔有重金屬，可以改用臘紙包，再放進保溫袋。

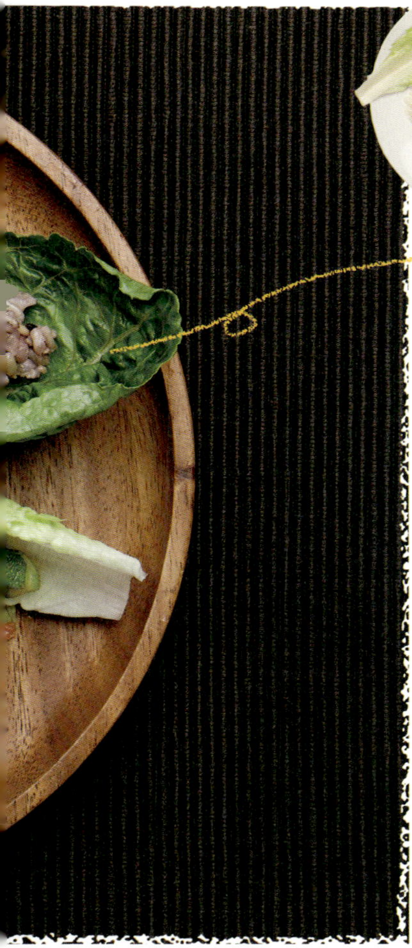

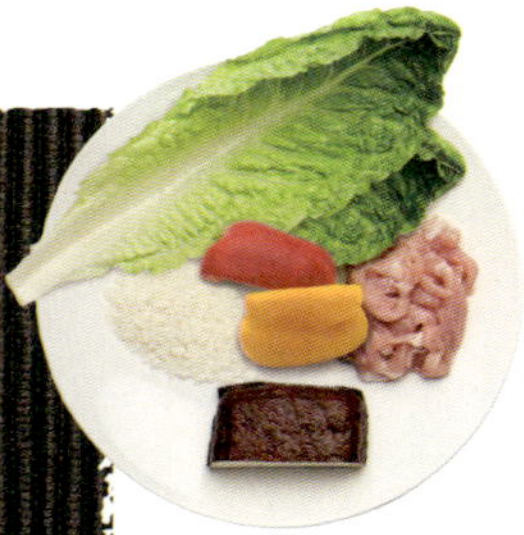

剩菜生菜捲

沙拉菜葉、
前晚剩菜肉、米飯

- 用生菜或海苔片包手捲，可以避免攝取到過量的澱粉。用生菜做手捲，可以確保蔬菜攝取量足夠。用海苔包手捲，則可以確保攝取到礦物質碘。
- 大部份用來包手捲的蛋白質會比較偏向少油，但是因為用來包的食材本身不會震盪血糖，所以只要減少包在裡面的澱粉的份量，依舊可以是均衡的一餐。這也是攝取瘦肉的好時機，確保動物身上每一部位都輪著吃到。
- 沒有加工過的天然鹽，都含有豐富的礦物質，但是，由於天然鹽裡的碘含量不高，而甲狀腺激素的原料就是碘，因此偶爾攝取海帶、海藻類食物，就變得極為重要，因為這類食物的碘含量是所有食材中最高的。
- 注意，精鹽中的碘跟食物中的碘是不一樣的。精鹽是加工過的鹽，它的礦物質已全數流失，加碘的精鹽，碘含量是人工決定的，它所提供的營養元素，和全面攝取海藻、海帶及天然鹽所能提供的營養元素，對身體的影響，是完全不一樣的。

替換概念

1. **蝦海苔捲**（海苔片、蝦、海藻沙拉、藜麥、柴魚片）
2. **猪肉海苔捲**（海苔片、豬排肉、生菜絲、米飯）
3. **雞肉生菜捲**（沙拉菜葉、雞腿肉撕碎、酪梨、米飯）
4. **烤鴨生菜捲**（沙拉菜葉、烤鴨絲、醃小黄瓜絲、米飯）

〔手捲都可以再加上自己喜愛的醬料〕

Tips

• 海苔在製作時多會使用油，選購時注意所用油的品質。

甜點這樣吃

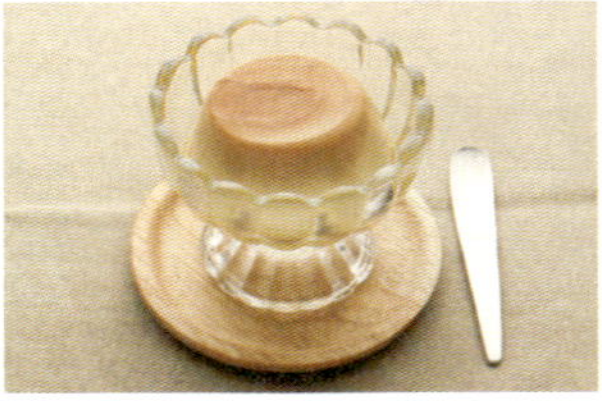

• 甜點是享受，一天一次少量，隨著均衡的一餐吃，如果那餐的澱粉量不多。吃甜點不見得會影響血糖。但是，既然是享受，甜點的選擇要注意食材選用，尤其是甜點的用油，千萬不要選人造奶油做的甜點。

• 不好的食材做出來的甜點並不好吃。不好吃的甜點，就沒有享受，沒有滿足可言。不滿足，就會一直再往外找甜的吃。

• 切記，含咖啡因的飲料會刺激腎上腺提升血糖，因此吃甜點時的飲料，必須特別注意搭配。如果有高量咖啡因，甜點量要減少，而如果飲料中咖啡因和糖都不多，則甜點量可以多些。含咖啡因飲料飲用時間跟甜點、水果一樣，必須在均衡餐後吃，要不然必定震盪血糖、擾亂能量調度。

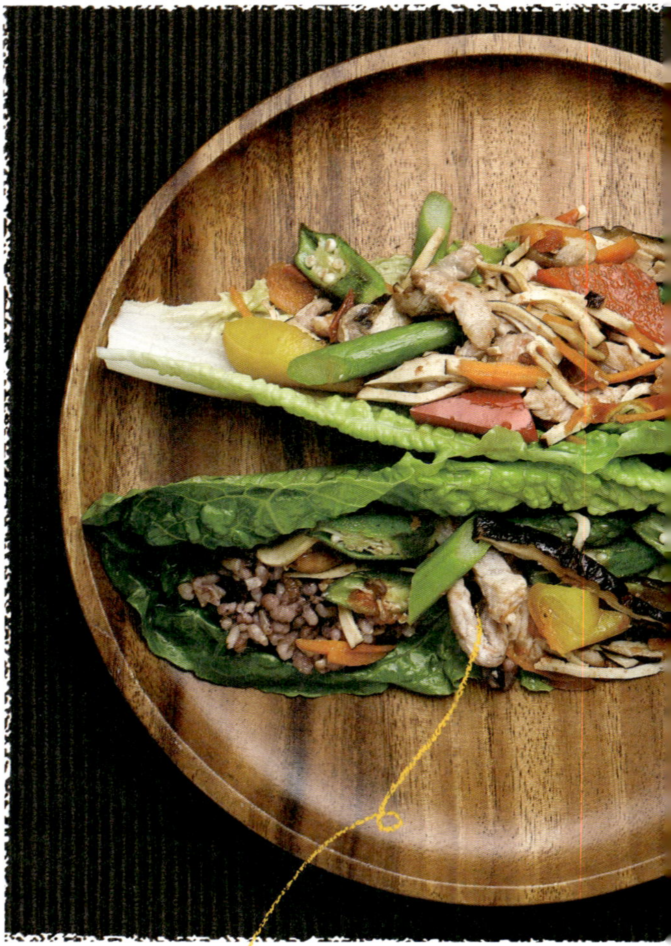

• 手捲也是很適合上班族帶便當的料理。將前夜的剩菜放在便當盒裡，沙拉菜葉或海苔片另外放，進餐時當場一捲，放上醬料，就可以當作一餐，既均衡，又可清理剩菜。

燉煮料理

海陸咖哩

雞腿塊、蝦、椰奶、
紅咖哩、魚豆腐、
地瓜、蔬菜

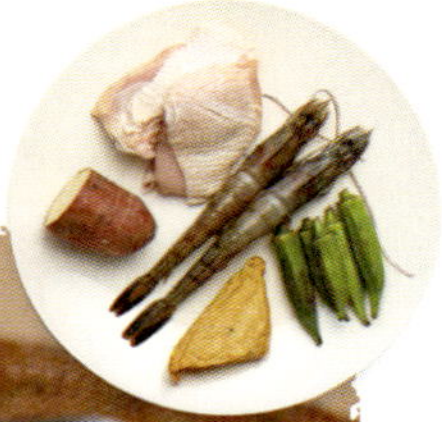

- 慢燉鍋是上班族的一大利器。出門前把食材放進鍋裡，加兩匙太白粉，回到家熱騰騰、香噴噴、濃稠度剛好的一道菜就出鍋了。這樣的菜很配飯、麵，或麵包。如果食材中已有根莖類蔬菜，那這些精緻澱粉也都可以不必吃或減少。因為大葉蔬菜不耐長時間燉煮，所以為能均衡攝取到大葉蔬菜，可以在起鍋前下一把大葉蔬菜。

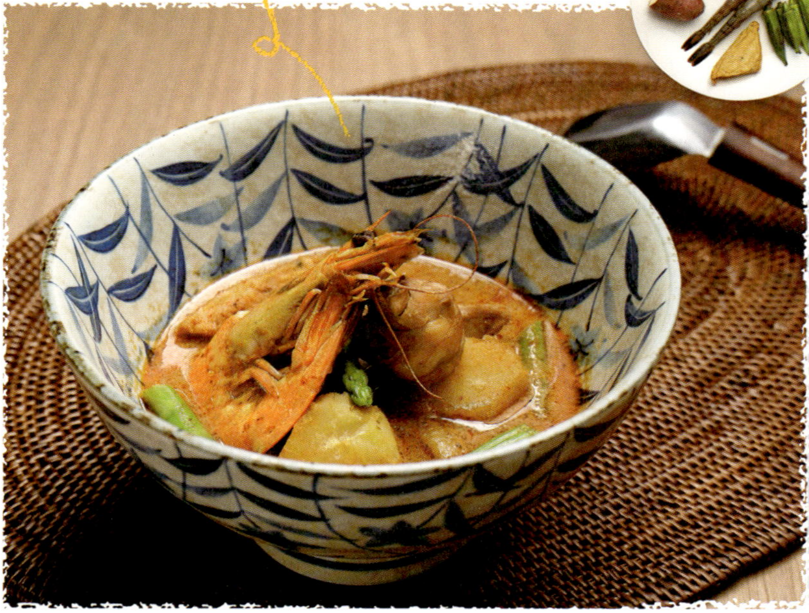

Tips

- 咖哩醬要儘量選沒有添加物的。

替換概念

1. 咖哩蘋果豬（豬肉塊、蘋果塊、馬鈴薯、洋蔥、四季豆、咖哩醬）
2. 紅酒牛尾（牛尾、紅酒、大蒜、馬鈴薯、青豆、洋蔥、蕃茄）
3. 燉羊肉（羊肉、紅蘿蔔、孜然，起鍋前撒上葡萄乾）
4. 肉骨茶（排骨、肉骨茶包、金針菇、白菜、豆腐、蒜頭、薏仁）

你吃得正確嗎？——雜食者的檢查表

Check	注意事項	說明
	注意食物組合比例	如果青菜、肉，和澱粉的組合比例正確，那麼餐後血糖的震幅應該不會超過４０mg/dl。
	第一口吃肉	同等份量的肉和飯，先吃飯再吃肉，跟先吃肉再吃飯，對血糖的影響有很大的不同。先吃肉，肉裡的蛋白質和油脂不但能減緩後來碳水化合物中的糖份分解，而且肉中的蛋白質還能確保胃酸適度分泌，保持消化順暢。
	細嚼慢嚥	蛋白質要靠胃酸分解，但如果進食時咀嚼不足，胃酸再強也很難將肉中的蛋白質消化完全。每一口至少咬二十到三十下。
	食物要輪著吃	不同季節出產不同的食材，我們的身體機能跟著節氣走，因此食物輪著吃，大地就能藉由不同的食材，補給我們身體所需。記得，偏食就是疾病的開始。
	一週至少吃一次海鮮	因為害怕膽固醇，所以我們對海鮮的攝取就變得很單一，通常只敢吃魚。但這麼一來，其它海鮮如貝類、魷魚等食材中重要的營養元素就都攝取不到。因此，不要忘記一個星期至少吃一次不是魚的海鮮。

	一週至少吃一次海藻類	因為甲狀腺是掌新陳代謝的腺體，所以想擁有平衡燒油體質，一定要有健康平衡的甲狀腺。而甲狀腺激素的原料是碘，碘的最大宗來源是海藻類。所以，不要忘記每週至少要吃一次海藻類食物。
	一週至少喝兩次高湯	高湯中含有豐富且全面的礦物質。礦物質在體內的各項運作中都扮演了重要的角色。高湯入菜其實很簡單，它可以用做各式湯品的湯底。
	一週至少吃一次種籽類及堅果類食物	多元不飽和脂肪酸對人體的運作很重要，這類脂肪酸多是由種籽類食物中提供的，如葵花籽油。但是，由於它極度怕氧、怕光，和怕熱，所以一出殼就會變質。攝取多元不飽和脂肪酸最好的方法，就是直接吃葵花籽、瓜子等種籽類或堅果類食物。
	分辨加工食物與原形食物	我們都知道洋芋片、各類零食是加工食品。但不要忘記麵、麵包、饅頭、米粉、五穀粉、玉米片（cereal）等食物也都屬加工食品。加工食品在加工過程中，一定會流失重要的營養元素。原形食物不但保有食物中原有、美好的營養元素，而且因為它們都是原就搭配在一起的營養元素，能幫助彼此的消化吸收，讓身體取得最全面的營養元素。

每一餐都要吃蔬菜

很多人都習慣只在晚餐吃蔬菜。但蔬菜內的纖維對保持腸道菌種平衡很重要。如果腸道內的益生菌代謝出來的維生素Ｂ不足，血糖轉換在體內的運作就會出問題。因為維生素Ｂ必須參與血糖轉換。血糖轉換出問題，就代表體內能量調度出問題，平衡燒油體質便很難養成。

吃油一定要少吃糖

澱粉不減量，肉量和油脂攝取卻同時增加，就會形成酸血腐蝕血管壁，油脂被拿去合成膽固醇修復血管，一層一層往上加，就會造成心血管的堵塞。

2. 這樣吃素才均衡

我在二〇一三年回台時，與佛教界結下了美好的緣份。受吃素的佛教人士委託，我回美後就開始著手研究素食的健康吃法。佛教界人士常講方便素、方便素，在研究素食之前，許多吃素的人給我的印象是，素食準備簡易、方便，而且清淡，因此沒有油煙，善後也不麻煩。但是，當我真正著手研究素食後，才發現，吃素要吃得健康，就沒有方便可言。

各種不同的食材，營養元素的組成成份都不同，應說是各擅勝場。如果比較肉類、蔬菜、豆類三大營養元素的營養差異，以蛋白質而言，肉類占上風，肉類跟豆類的蛋白質比例是二比一。例如紅腰豆的蛋白質在植物類中算很高的，但跟一百克牛絞肉比起來，所含的七．八九克依舊遠遠不及一七．一七克。但豆類以碳水化合物（澱粉）的含量補上了自己不足的地方，紅腰豆的碳水化合物以二二．四九克居冠。說到礦物質，則是菠菜占上風，連以補鐵著稱的紅肉，鐵含量都不如菠菜。大葉蔬菜的維生素C含量也是大大獲勝，因為沒有催芽的豆類，維生素C還沒有生成。但是一講到維生素B群，肉類又嶄露頭角，尤其是維生素B12，在植物的身上，就是找不到。可是若提到維生素ADEK，大葉蔬菜又再次抬頭（見表1）。

如果這是一場比賽，那麼左側表格中畫黃底愈多的食物，就是我們應該多吃的食物。問題是，我們需要的營養是全面的，而不是比較多就比較好。要健康，食物之間的關係就不該是競爭，而是合作。因為即使大葉蔬菜中的維生素ADEK最豐富，但這些脂溶性的維生素沒有了

表1：絞牛肉、菠菜、紅腰豆營養成份比較表

	絞牛肉	菠菜	紅腰豆（Kidney bean）
蛋白質	17.17 g	2.86g	7.98g
油脂	20 g	0.39g	1.05g
碳水化合物	0g	3.63g	21.49g
鈣	18mg	99mg	57mg
鐵	1.94mg	2.71mg	1.5mg
鎂	17mg	79mg	30mg
磷	158mg	49mg	121mg
鉀	270mg	558mg	277mg
鈉	67mg	79mg	231mg
鋅	4.18mg	0.53mg	0.75mg
維生素C	0mg	28.1mg	0.2mg
維生素B1	0.043mg	0.078mg	0.067mg
維生素B2	0.149mg	0.189mg	0.016mg
維生素B3	4.227mg	0.724mg	0.46mg
維生素B5	0.501mg	-	
維生素B6	0.323mg	0.195mg	
葉酸	7μg	194μg	28μg
維生素B12	2.14μg	0μg	0μg
維生素A	0mg	469mg	-
維生素E	0mg	2.03mg	-
維生素D	0mg	-	-
維生素 K	1.4μg	482.9μg	-

資料來源：Agricultural Research Service United States Department of Agriculture（http://ndb.nal.usda.gov/ndb/search/lis）以上食材總克數皆為100g

油脂，依舊無法被有效吸收及利用。且即使肉類的營養來源充足，沒有豆類的碳水化合物，依舊不完整。所以，食物本來就應該是組合好一起吃，這樣最全面、營養、健康。

如果因為宗教因素，我們必須將三大營養元素中的其中一大類整個去除，在食材搭配上，它就變得挑戰重重。所以，素食食譜的設計，就必須要花心思。力求把各種不同的營養元素搭在一起，每一口，都要取得最高營養密度，且在這樣的搭配下，也不能忘記能量調度不能失衡。

所以，我在考慮素食的食物組合時，都希望所有的料理能用最簡單的鹽和胡椒調味就很好吃，讓食物的美味完全靠營養元素交集合作提供。除此之外，也嚴格要求每一餐都不震盪血糖，以求取能量平穩供給。而要做到這點，食材的選用就必須多元有策略。

如果你自己搭配的素食食物組合，做出來的味道並不美味，你就必須檢測搭配的食材元素是不是不夠多元？它們之間配不配？還有就是食材的品質夠不夠高？食材不夠多元，營養元素就會不足，營養元素是食物美味的來源，這時味道就會不對。營養元素之間除了相互合作關係，還有敵對關係，有些一起吃可以幫助吸收，有些一起吃反而造成流失，因此味道不相配，表示營養不相配。如果食材品質不高，那營養元素就不足，食材就只會有食物的形狀和顏色，卻沒有食物應有的香味和風味。這表示養殖過程中沒有吸收到營養，影響最後食物成品的味道。

吃素的人對食材的要求、食物的組合、成品的色香味、食材處理的過程，都必須比雜食的

人要求更高，才有健康可言。

就因為如此，我當初在設計素食食物組合時，是滿懷不耐的。素食要做得好吃和營養，對我做菜功力與食物組合能力的要求，比往常要高出許多。我急著要一個自己滿意的結果，在這樣的心情下，不管我做什麼，都做不出自己想要的味道。有一天，我突然發現我如果享受做素食的挑戰與過程，做出來的素食竟不比平時的雜食組合差，這樣的食物，吃起來令人滿足，久久不需要再進食。我這時才知道，原來，吃素本身沒有方便可言，吃素的過程即是修行。原來修行並不是委屈自己、不是犧牲自己、不是參加營隊，它只是反覆做同一件看似很簡單的事，在這反覆的中間，悟出真義，取得平靜。

此外，出家人對信眾供奉的食物，是完全接納的，也就是信眾捐獻什麼，出家人就吃什麼。所以，我必須提醒大家，在供奉時要考慮出家人的健康，注意供奉食物的品質。例如，沙拉油不如椰子油；素雞鴨不如新鮮的豆皮；加工沒營養的米果不如原形的豆類或發酵蔬果。

我所設計的素食食物組合裡的每一餐，都已是一餐。也就是說，各類營養元素都到齊了，按照這個比例去吃，就不會震盪血糖，也沒有營養不均衡的顧慮。該有的蛋白質、澱粉量，和蔬菜量都足夠了。每人依自己的食量，按這個同等的比例，可以增加整餐的量或縮小整餐的量。但是，切記！絕對不要再配上飯、麵或麵包了。這些食物組合裡的每一張照片就是一餐，如果再加上其它的主食或澱粉，整餐的含糖量就會失衡，血糖一定會被震盪到。切記！切記！

素食物組合

稀飯套餐（奶蛋素）

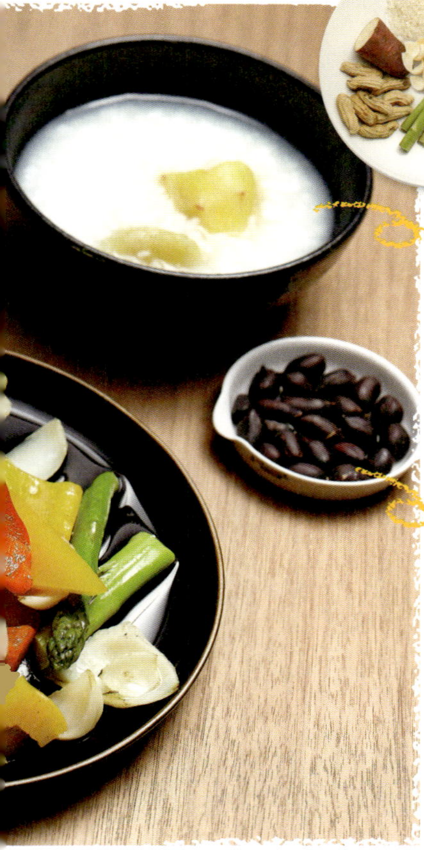

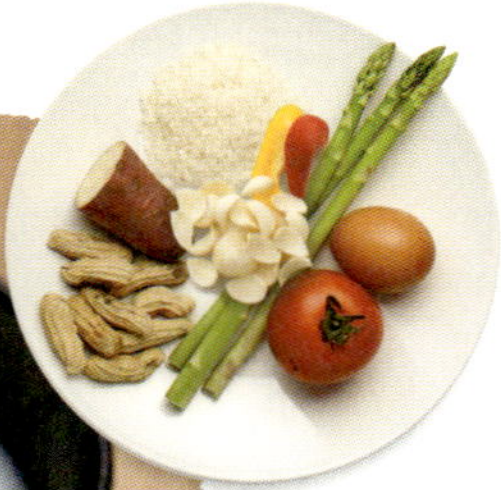

蕃茄炒蛋稀飯套餐

稀飯、油漬蔬菜、花生米、豆腐乳、蕃茄炒蛋

- 稀飯是把原形的穀類煮到軟爛，因此它本身就是加工過的穀類。穀類大部份含高量的澱粉，再經過加工，消化成糖的速度就會比大部份用奶油做的甜點更快。因此，吃素如果要搭配稀飯，就必須更注意能平衡血糖的元素。組合中必須多加油、盡量攝取蛋，使用的穀類力求原形，如糙米、五穀米、小米、藜麥等。
- 堅果、種籽，或花生之類的豆類，在素食者的食材中，佔了重要的地位。因為它含有豐富的植物性油脂與蛋白質。在吃稀飯之類容易震盪血糖的食物時，絕對不能少了它。因為如杏仁等各類堅果，或花生這類的豆類，或是葵花籽之類的種籽，各有不同種類的蛋白質和不同組合的油脂，為了全面攝取營養，這類食材應輪著吃（各類穀類、豆類的蛋白質含量，參見241～242頁）。

替換概念

1. **蘿蔔乾烘蛋稀飯套餐**（稀飯、台式泡菜、豆乾炒堅果、蘿蔔乾烘蛋、納豆）
2. **韓國泡菜炒蛋稀飯套餐**（稀飯、紫蘇炒綠豆芽、韓國泡菜炒蛋、味噌醬菜）
3. **杏仁片炒蛋套餐**（稀飯、杏仁片炒蛋、干絲涼拌芹菜紅蘿蔔絲、鹽麴醬菜）
4. **滷蛋套餐**（稀飯、滷蛋、海帶、麵筋花生米、豆腐乳）

Tips

• 如果購買現成販售的油漬蔬菜，要檢視一下使用的油是否正確。

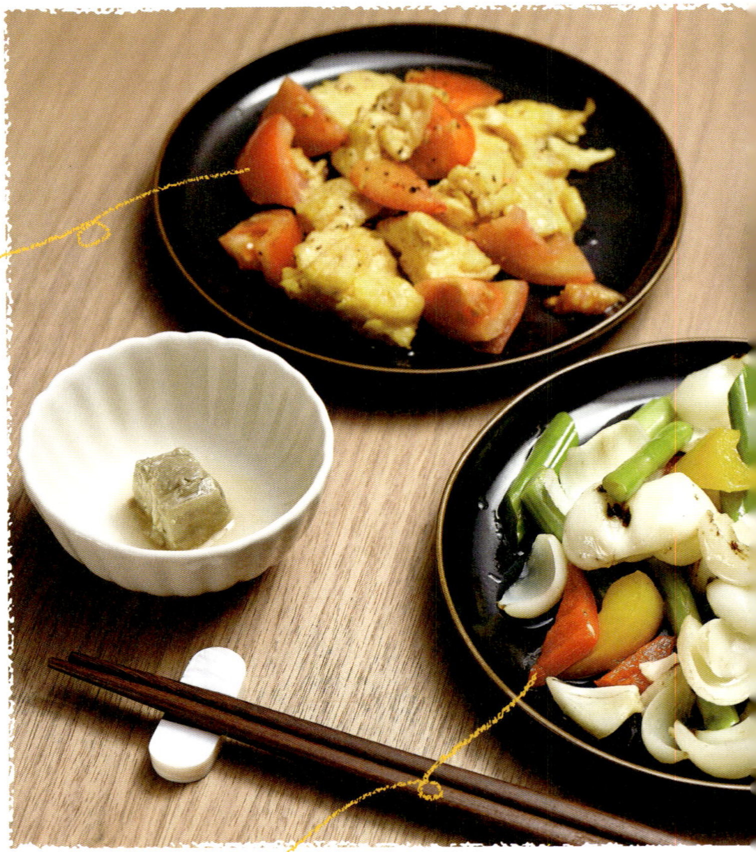

• 大部份人以為會沒有血色，是鐵不足造成的。其實吃素的人會血色不足，原因多不是缺鐵，因為蔬菜中的含鐵量不會不足。多數吃素的人血色不足，是因為植物類食材中一概不含維生素B12，而維生素B12是造血不可或缺的營養。所以吃素的人要健康，一定要搭配含有維生素B12的奶和蛋，全素者則必須另外補充維生素B12。

• 攝取素食中的蛋白質時，常會同時吃進澱粉量，澱粉量一高，能量調度就失衡。因此吃素的人油脂攝取足量，就變得很重要。油脂可以減緩澱粉分解成糖的速度，平衡能量調度。油漬蔬菜，就是一個攝取植物油極好的方法。

• 將蔬菜處理好，切段，置入冷壓初榨橄欖油（也可以其它對的植物油替換），用中，小火加溫至油起小泡，加入鹽、香料。起鍋後待冷卻置入瓶中保存，保存的瓶中油必須淹沒食材。

• 浸油漬蔬菜的油，也可以用來拌其它的蔬菜、飯、豆類，或沾饅頭、麵包。

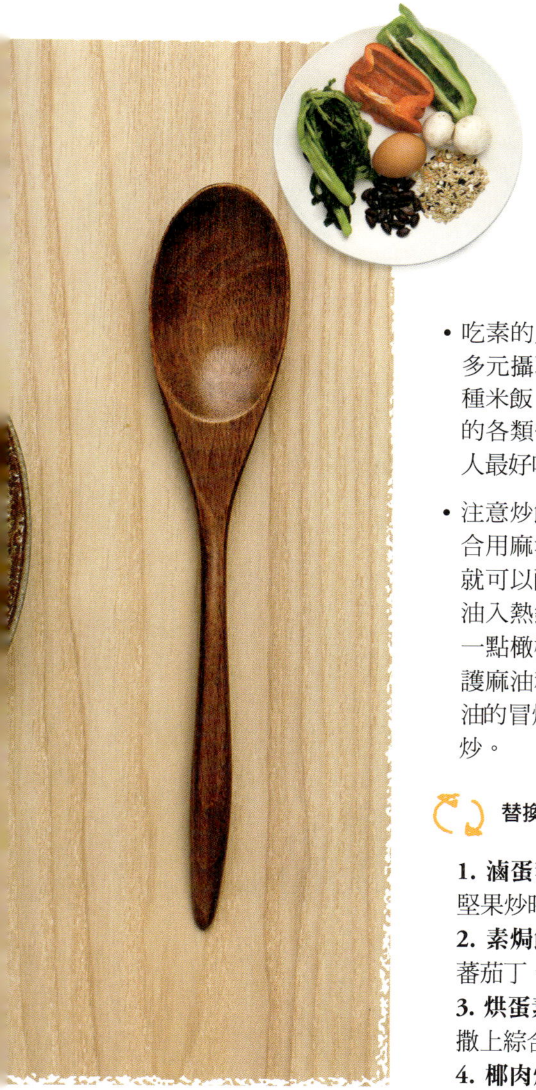

雪裡紅花生蛋炒飯

雪裡紅、花生、紅青椒絲、蛋、蘑菇、五穀飯〔椰油＋麻油炒〕

- 吃素的人很大一部份的蛋白質來自於穀類，因此，多元攝取不同穀類就變得很重要，不要天天都吃一種米飯（可替換白米的穀類請參見241頁）。糙米飯的各類營養都比白米飯要高出許多。因此，吃素的人最好吃沒有加工前的原形食物，包括米飯在內。
- 注意炒飯油脂量要足夠。有些料理的口味，比較適合用麻油或橄欖油之類不適合熱炒的油烹調，這時就可以配合穩定的油脂混合使用。可以先下一點椰油入熱鍋，再跟著下麻油；或先下一點奶油，再下一點橄欖油。椰油和奶油中的飽和脂肪，能有效保護麻油和橄欖油中怕熱的不飽和脂肪，幫助升高麻油的冒煙點。非全素者，炒飯中都可以加進蛋一起炒。

替換概念

1. **滷蛋套餐**（糙米飯、滷蛋、滷油豆干、滷海帶、堅果炒時蔬）
2. **素焗飯**（金針菇、鮑魚菇、大葉蔬菜、碎橄欖、蕃茄丁、糙米飯〔一起炒過，舖上起司烤〕）
3. **烘蛋素套餐**（米飯、任選一種烘蛋〔見224頁〕、撒上綜合堅果）
4. **椰肉燴飯**（五穀飯、椰肉、蓮藕片、芹菜、豌豆〔用好油炒過勾薄芡，淋在飯上〕）

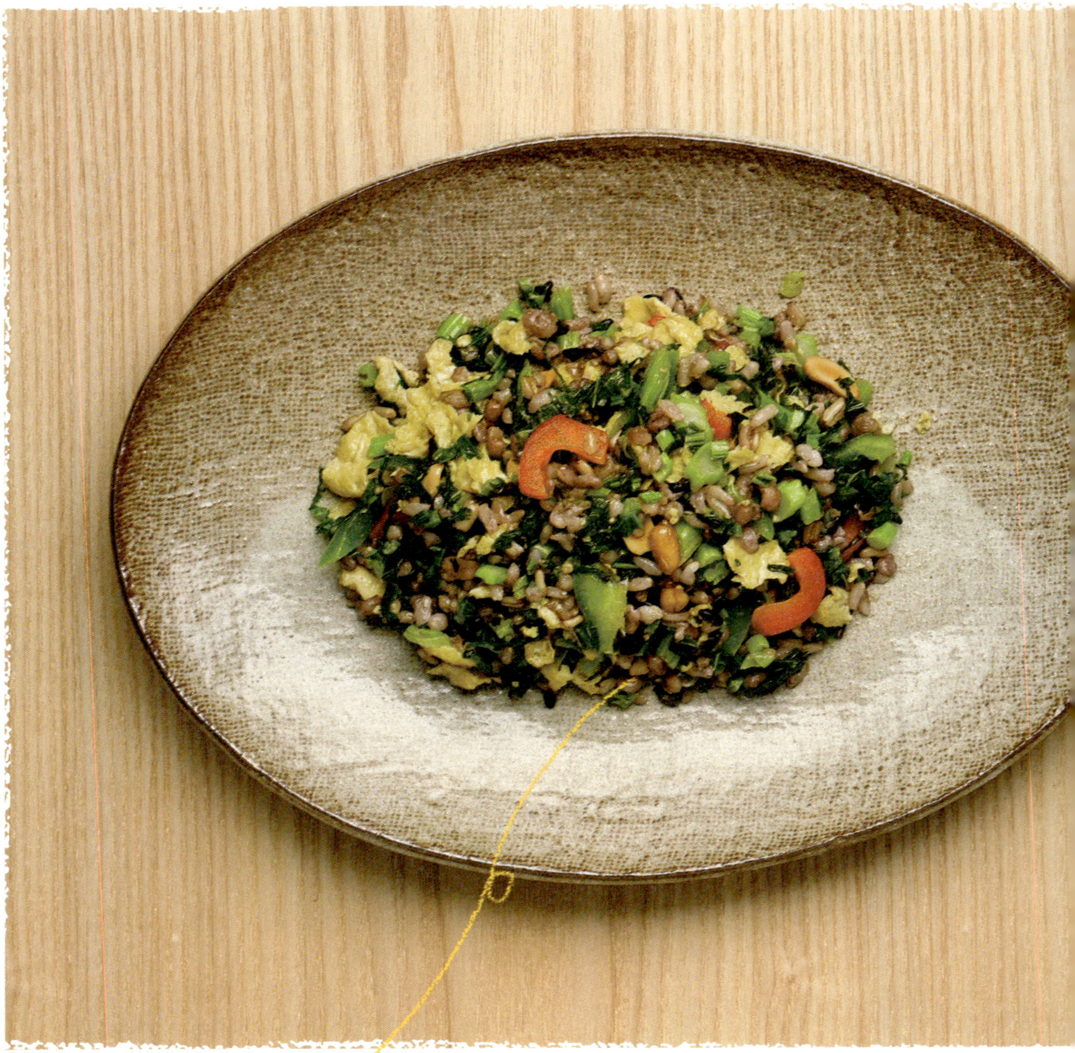

• 吃素的人尤其要注意米飯與其它食材的比例，不要超過二〇%，才不會震盪血糖，以平穩體內能量調度。

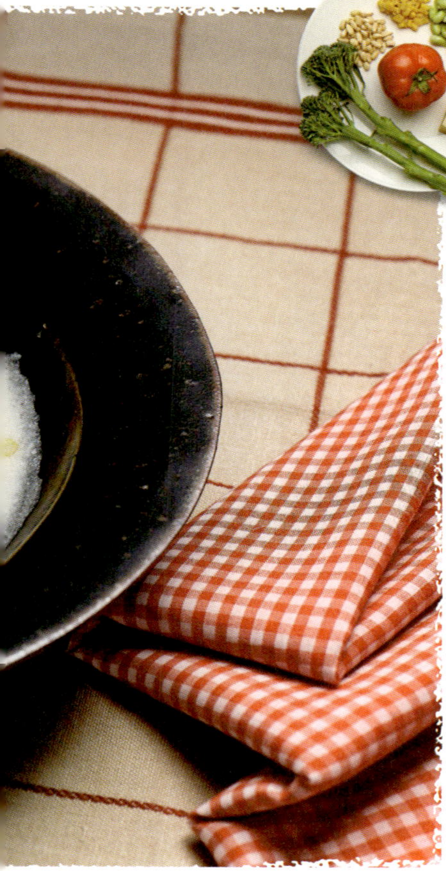

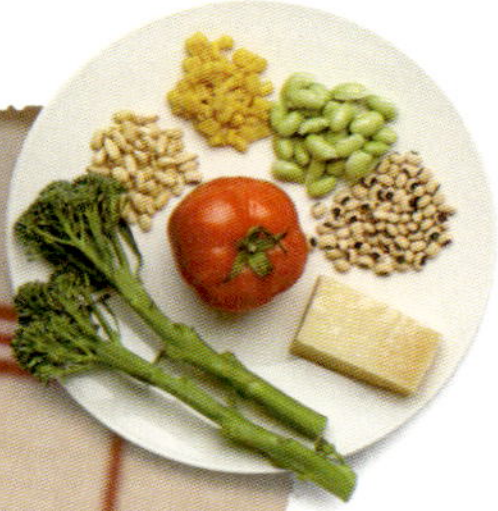

素湯料理（奶蛋素、全素）

蕃茄起司湯

蕃茄、全脂奶、時蔬、黑眼豆、玉米、青豆（或時蔬）〔食材燉煮後，加入奶油炒麵糊（Roux）調到濃稠，起鍋前加入帕馬善起司，淋橄欖油，撒一把松子〕

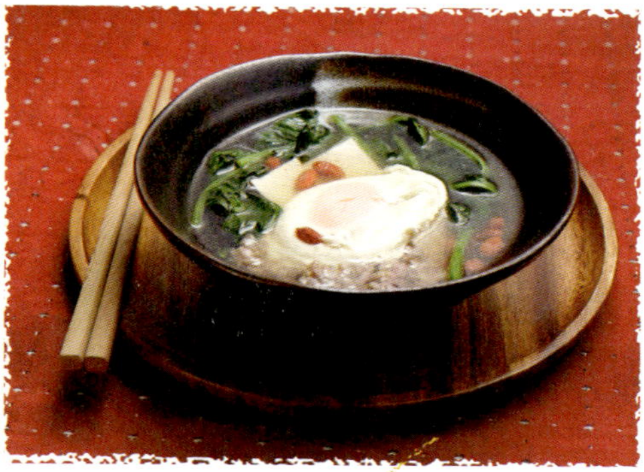

替換概念

1. **菠菜豆腐湯**（蔬菜高湯、豆腐、菠菜、五穀米、枸杞〔起鍋前打個蛋、淋上麻油〕）
2. **海帶豆芽湯**（昆布高湯、豆芽、海帶、白蘿蔔、紅蘿蔔〔起鍋前打個蛋花、淋上苦茶油〕）
3. **鷹嘴豆蕃茄菠菜湯**（鷹嘴豆、凝乳（cheese curd）、蕃茄、菠菜〔起鍋後放上酪梨片、淋上橄欖油〕）
4. **中式鷹嘴豆湯**（蔬菜高湯、鷹嘴豆、豆腐乳、蕃茄、菠菜〔起鍋後撒上碎腰果、淋上白麻油〕）
5. **泰式椰奶豆腐湯**（蘑菇高湯、新鮮椰肉、蘑菇、椰奶、香茅草、紅青椒、煎豆腐〔起鍋後淋上椰子油，撒上碎花生〕）

Tips

• 大骨高湯最有價值的，要屬它豐富的礦物質含量。其實蔬菜內含的礦物質一樣豐富，如果熬高湯的食材種類夠多，湯底的礦物質一樣非常全面，喝起來一樣鮮美。（蔬菜的高湯做法請見248頁）

• 蔬菜湯底的湯品，必須另外加入好油。這就和大骨高湯不能去油的道理一樣，湯裡的礦物質必須要靠維生素D才能幫助吸收，但維生素D卻是脂溶性的，所以蔬菜高湯裡沒油就像脫脂牛奶一樣，空有豐富的礦物質，人體卻無法吸收利用。烹調時可視湯品的口味選擇適合的好油。如是義大利蕃茄湯底，可淋橄欖油；如果是中式蕃茄蛋花湯，較適合淋麻油。

• 如果湯裡已經有高澱粉含量的蔬菜，如蘿蔔或豆類，就不要再外加其它高澱粉類食材。這類食材過量，血糖容易震盪。

• 奶油炒麵糊（Roux）作法：奶油與麵粉的比例約為2：1，先將奶油化開，再加入麵粉進去炒，炒到麵粉發出像剛烤出來的餅乾味時，就是麵粉熟了，再慢慢分次加入水或高湯，到麵糊成為你喜歡的濃稠度，最後再加回整鍋湯中，煮滾後湯就變濃稠了。

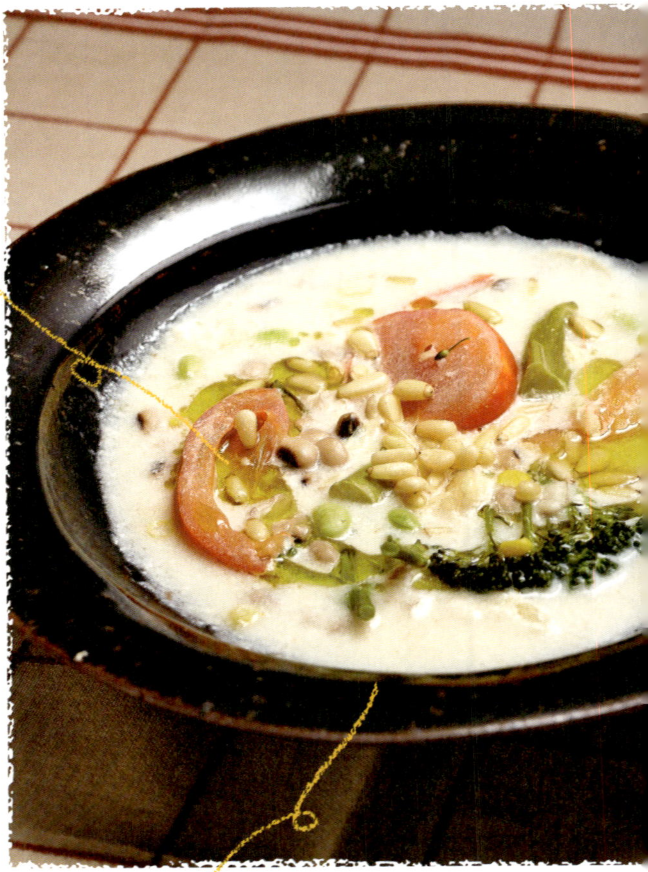

• 乳製品是素食者的重要維生素B12來源，但大部份的動物——包括人類，一超過四歲，就會失去消化乳糖和乳蛋白的酵素，所以沒有發酵的乳製品並不好消化。未發酵的乳製品只有羊奶較容易消化。發酵的乳製品有很多種選擇，各類起司、優格，都各有不同的營養元素，可以配合食材輪著吃。

中、西式烘蛋（frittata）（奶蛋素）

香菇花瓜烘蛋

蛋、香菇、麵筋、油漬竹筍、紅蘿蔔絲、醃花瓜、時蔬〔用椰油＋麻油烘煎，起鍋前撒上碎花生〕

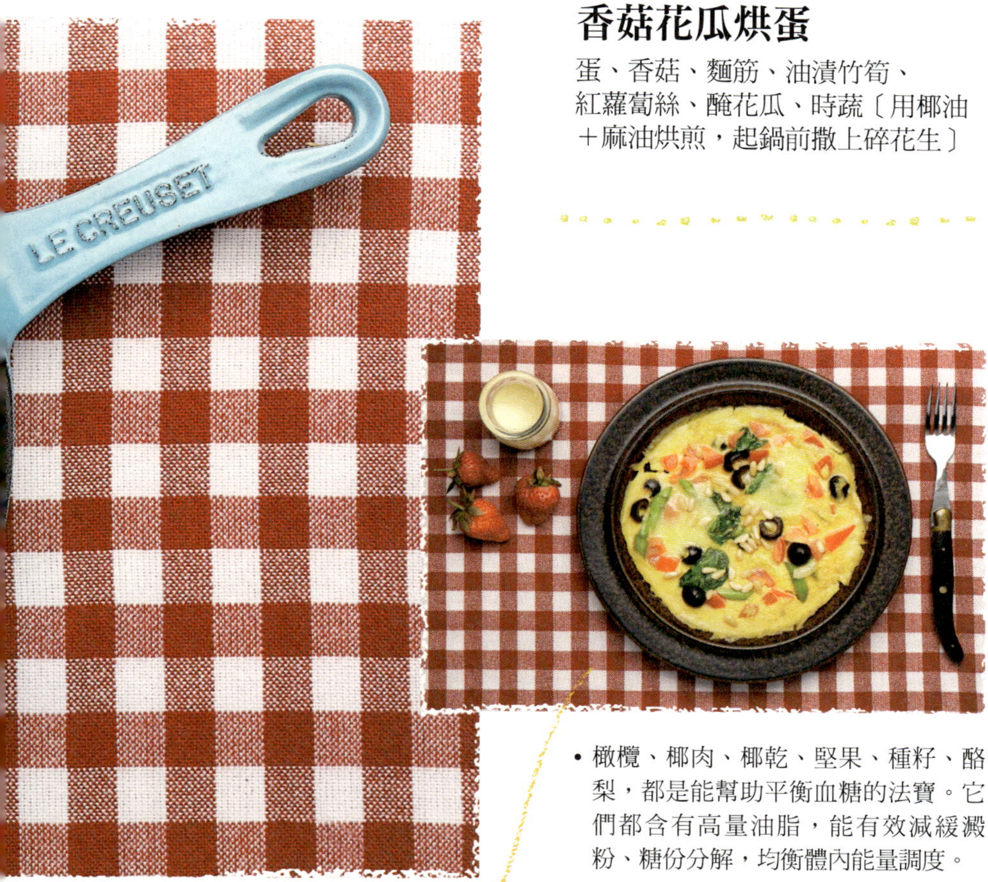

- 橄欖、椰肉、椰乾、堅果、種籽、酪梨，都是能幫助平衡血糖的法寶。它們都含有高量油脂，能有效減緩澱粉、糖份分解，均衡體內能量調度。

替換概念

1. **蕃茄橄欖烘蛋**（蛋、蕃茄、橄欖、帕馬善起司、時蔬〔用奶油烘煎，起鍋前撒上松子〕）
2. **洋蔥起司烘蛋**（蛋、洋蔥丁、全脂奶、瑞可達起司（ricotta cheese）、燙熟擠乾的菠菜、白豆〔用奶油烘煎，起鍋前撒上杏仁片〕）
3. **泰式芒果青椒烘蛋**（蛋、青椒絲、椰子奶、芒果絲、洋蔥絲、煎豆腐片〔用椰子油烘煎，起鍋前撒上乾椰片〕）
4. **蘿蔔乾天貝烘蛋**（蛋、蘿蔔乾、天貝、莧菜、熟地瓜丁〔用麻油＋椰子油煎，起鍋前撒上葵花籽或芝麻〕）

Tips

• 烘蛋做法：蛋液加調味打勻，拌入食材。取適當大小的平底鍋，倒入好油平均分布於鍋底，等鍋稍熱，再倒入已加入食材的蛋液小火烘煎，如果有起司，可以這時加鋪在最上層。蓋上鍋蓋等到蛋液凝結透了，便可起鍋。

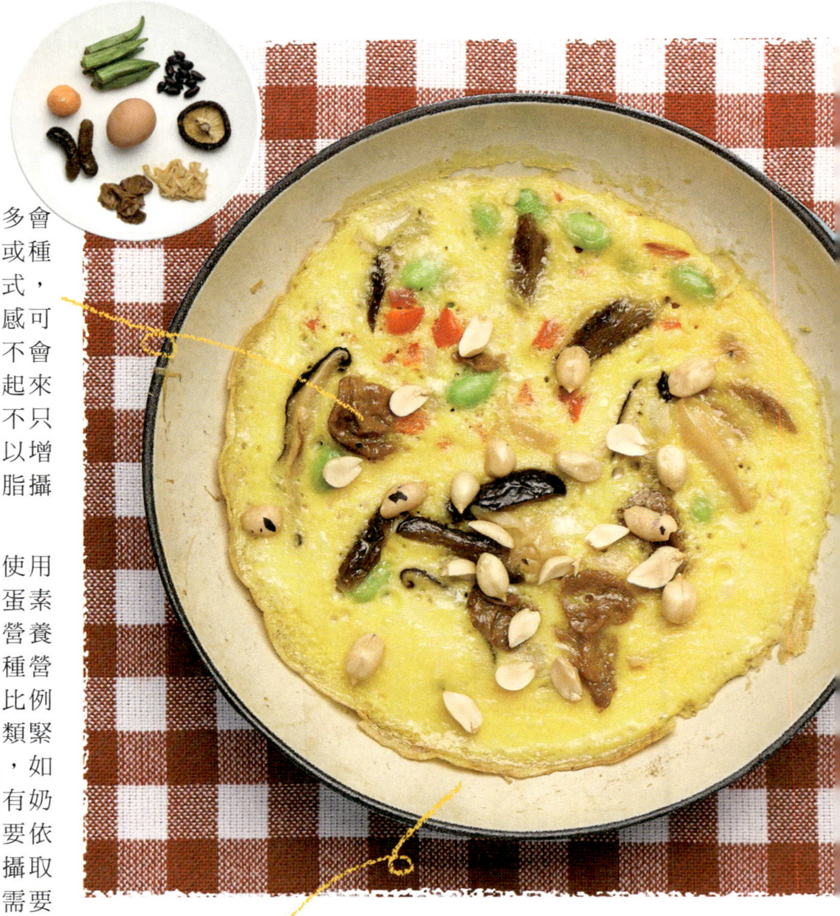

• 在素食組合中多會利用撒上堅果或種籽、花生的方式，讓進餐時的口感可以有所不同，不會什麼每一口吃起來都一個樣子。不只如此，它還可以增進蛋白質與油脂攝取量。

• 各式素食者可使用的食材中，奶蛋素者可吃的蛋，營養最為全面，各種營養元素都有，比例也很均衡，奶類緊跟在後。所以，如果一道素菜裡有奶或蛋，就不需要依靠豆類或米來攝取蛋白質，也不需要擔心攝取不到維生素B12及胺基酸攝取不全面。

• 因為蛋、奶中的蛋白質和油脂量都很足，若主食材為蛋和奶，且不搭配含澱粉的素食食材，如米和豆等，就可以隨餐配上小甜點或者加一點精緻澱粉。如紅豆花生湯、麵包配奶油等。可是，如果餐裡已含高澱粉量的食材，如米、豆，就不建議再外加甜點或麵、麵包等精緻澱粉。

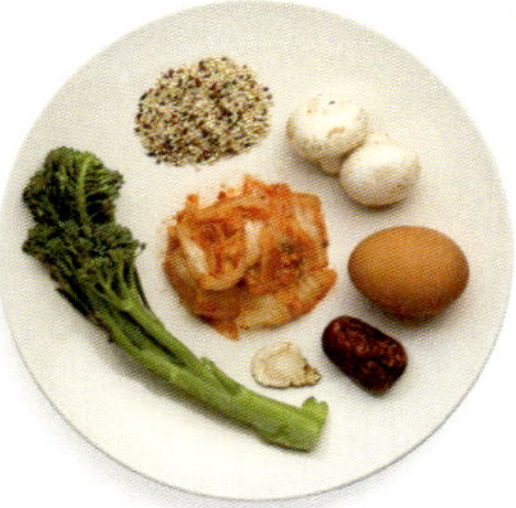

藜麥蘑菇茶碗蒸

蛋、熟藜麥、蘑菇、人蔘、韓國泡菜、紅棗、時蔬〔起鍋淋苦茶油、放一小匙豆腐乳〕）

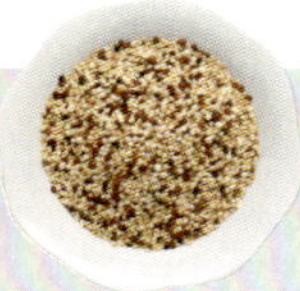

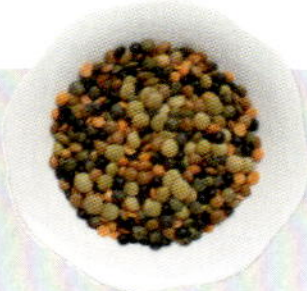

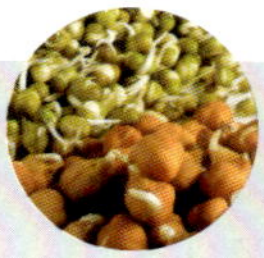

Tips

・料理茶碗蒸時不適合加入大葉蔬菜，因為葉大的菜沈不下去，常會浮在碗上蒸到乾掉，所以，做茶碗蒸時，用龍鬚菜之類比較容易沈下去的綠色蔬菜，較適合。

・植酸是植物的天然防腐劑，植酸進入人體後，可與礦物質結合排出，但長期食用會使得礦物質失衡。植酸可以透過浸泡或催芽去除。素食者所依賴的大宗蛋白質來源——豆類，含有高量的植酸，因此，使用前應先催芽。催芽後不但能去除植酸，且豆類的營養成份也會因發芽而更豐富。

・豆類因為蒸煮較花時間，可以一次蒸大量分裝冷凍起來，需要時解凍使用，素食者應經常輪換不同的豆類食用，以補充蛋白質及各種不同的營養元素。

・藜麥（quinoa），是一種南美洲的穀類，因為含人體必需胺基酸的離胺酸，及多量的鈣、鎂、鐵，被視為是對素食者很好的一種食物。

替換概念

1. **椰肉茶碗蒸**（蛋、熟小扁豆（Small Lentils）、紅蘿蔔、芹菜、洋蔥、時蔬、新鮮或冷凍椰肉、椰奶〔起鍋可任意淋麻油、酪梨油、亞麻仁油或椰油〕）
2. **香菇豆腐茶碗蒸**（蛋、煎豆腐丁、香菇、時蔬、熟黑豆、蘿蔔乾〔起鍋淋上麻油〕）
3. **海帶金針菇茶碗蒸**（蛋、天貝、海帶、金針菇、紅蘿蔔絲〔起鍋淋上麻油〕）
4. **芝麻綠豆茶碗蒸**（蛋、芝麻、熟綠豆、玉米、青豆〔起鍋淋上酪梨油〕）
5. **椰肉紅豆茶碗蒸**（蛋、新鮮椰肉、紅青椒粒、芒果乾丁、熟紅豆〔起鍋淋上椰子油〕，此道料理可冷食）

〔蛋液中加入適合的高湯一起蒸，份量為1:1〕

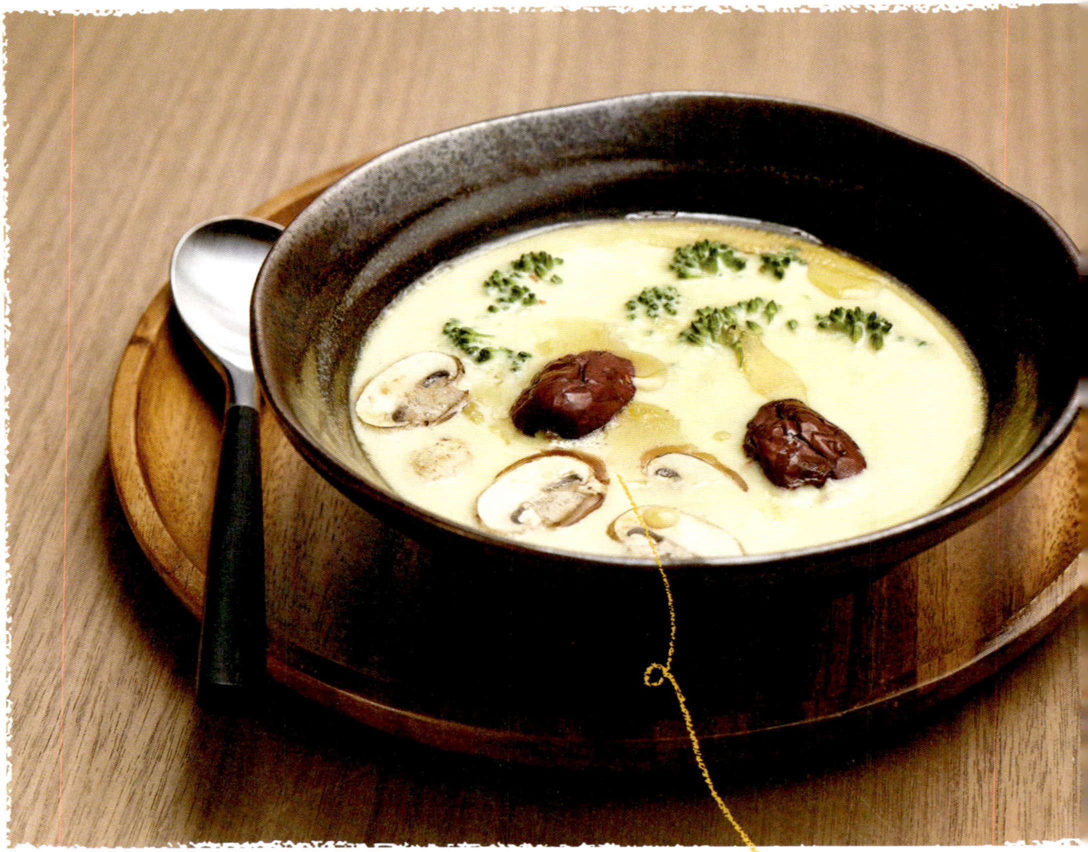

- 油脂並不只是主要能量來源，它同時也是重要的營養元素來源。好的奶油香甜可口，多達三十幾種營養，尤其 omega 及脂溶性維生素含量豐富。所以，如果素食料理中的油脂量一不足，味道就顯單薄，那就是營養元素不足的訊號。
- 茶碗蒸跟煎蛋不同，煎蛋時會用到好油，但茶碗蒸烹調時沒有用油。所以，起鍋後淋油或烹調時加上一點油，對口感和調配均衡營養元素，都有很大的影響。

豆腐料理（奶蛋素、全素）

• 一般店裡賣的豆腐是在豆漿裡加入硫酸鈣，或氯化鎂製成的。硫酸鈣是從天然的鹽床中提煉，氯化鎂是從海水中提煉。雖然這些物質都是天然物質去提煉的，但仍然是被純化過的礦物質，長期攝取，就像吃單一的礦物質營養補充品一樣，長期使用就等同藥用，容易影響體內生化運作。

紅蘿蔔紫米油豆腐

油豆腐、豆芽、紅蘿蔔絲、韓國泡菜、熟紫米〔油豆腐挖洞，塞進所有食材，上面打一個鵪鶉蛋，蒸一格水，電鍋跳起來等五分鐘〕

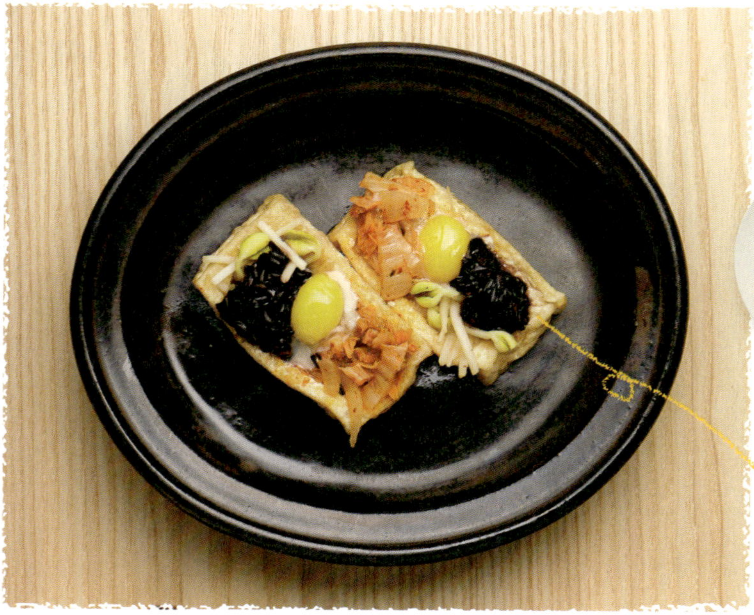

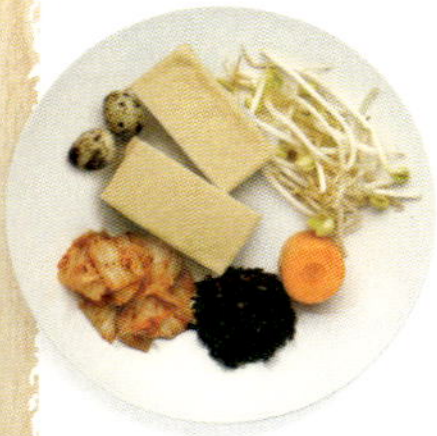

• 豆腐是素食者，尤其是奶蛋都不吃的素食者，最常攝取的蛋白質來源。所以選擇好豆腐非常重要。

替換概念

1. **香菇花豆油豆腐**（油豆腐、蛋、香菇、熟花豆、紅蘿蔔絲〔油豆腐挖洞，塞入其餘已用好油炒熟並調味過的食材、上面打一個蛋蒸熟，起鍋淋麻油，撒上芝麻〕）
2. **椰香嫩豆腐**（嫩豆腐、紅青椒絲、洋蔥絲、綠豆芽〔食材用好油炒熟調味，塞入豆腐，撒上香茅絲一起蒸，起鍋淋上椰子油，撒上乾椰片〕）
3. **豆泥油豆腐**（油豆腐、熟紅豆、小黃瓜、新鮮白菇丁、碎花生〔油豆腐挖洞，塞入已炒熟調味的食材，用好油煎熟〕）

酸菜絲蓋臭豆腐

臭豆腐、酸菜絲、毛豆、香菇、紅辣椒〔以椰油＋麻油炒臭豆腐之外的食材，用黑醋、鹽、醬油、糖調味，再倒在蒸好的臭豆腐上〕

Tips

- 豆腐本身不含油脂，所以，如果這道料理中沒有配上起司、蛋、堅果等油脂含量高的食材，就不要忘記另外淋油。

- 最好選用以天然鹽滷製作的豆腐，鹽滷是海水濃縮後的產物，它含有高濃度的鎂離子，還同時含有多種其它的礦物質離子。這種豆腐不但風味絕佳，而且由於礦物質均衡，沒有造成體內礦物質流失的顧慮。這類豆腐在台灣的有機手工豆腐店都可以買得到，也有些店賣鹽滷可以在自家製作豆腐。

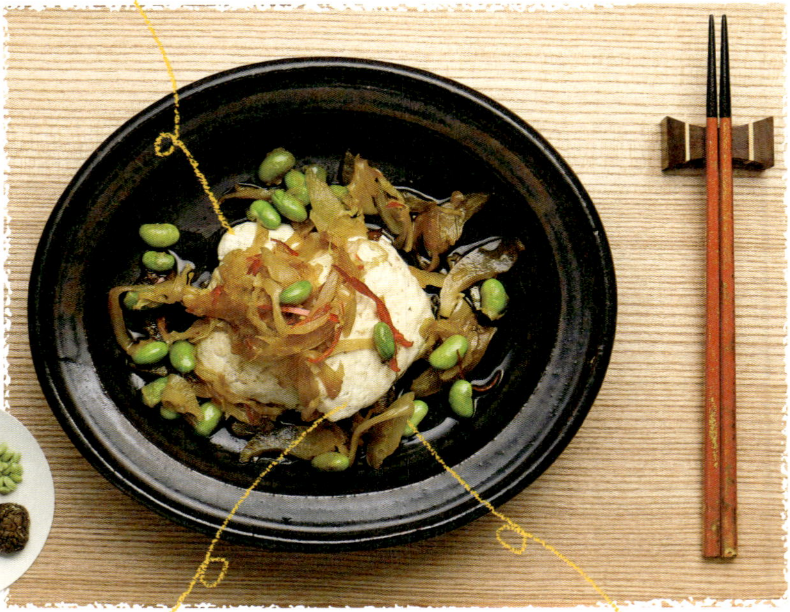

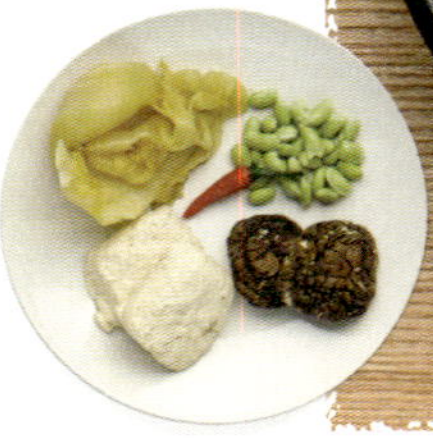

- 臭豆腐與豆腐乳一樣，是發酵過的黃豆產品。經好菌發酵所代謝出的豐富營養，不但讓發酵後的豆類產品營養價值水漲船高，同時也讓它風味十足，是素食食材的上選。
- 基改黃豆的農藥噴灑量比一般的黃豆高出許多，所以最好不要使用基改黃豆製成的豆腐。並且，以我的經驗，使用非基改豆腐製作豆腐乳，成功率要高得多，且風味比基改豆腐高出許多。此外，現在也買得到催芽豆腐，這是用發芽後的黃豆製作成豆漿，再製成的豆腐。這種豆腐已去除豆類上的植酸，才不會因長期攝取流失重要礦物質。

- 發酵蔬菜代謝出的維生素，跟新鮮的蔬菜有些差異。因此，營養要均衡，發酵蔬菜與新鮮蔬菜最好輪著吃。

捲豆皮料理（奶蛋素、全素）

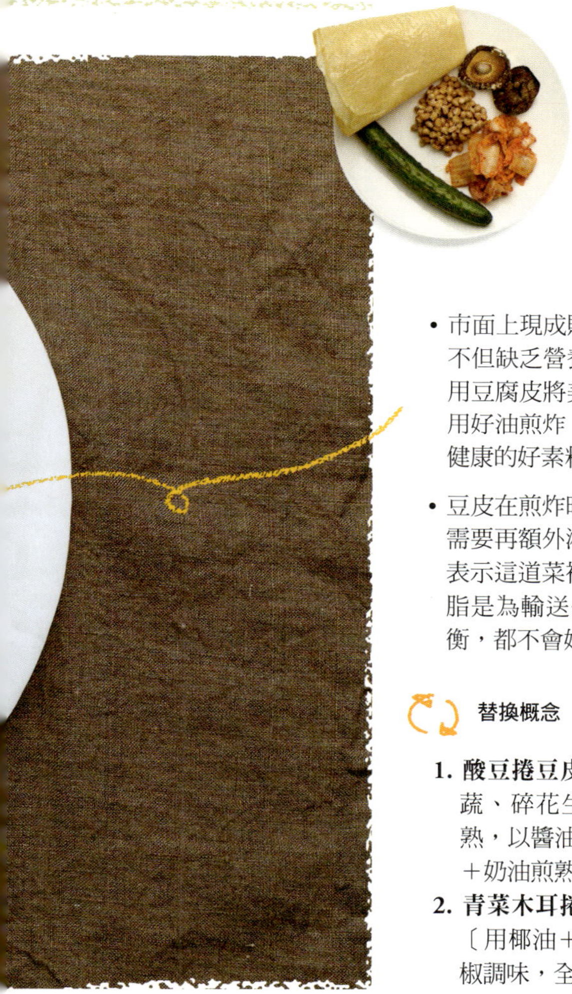

納豆捲豆皮

新鮮豆腐皮、韓國泡菜、納豆、小黃瓜條、熟香菇〔全部的食材包進豆皮，用好油炸或煎熟〕

- 市面上現成販售的素料幾乎全是加工再加工的食品，不但缺乏營養還傷身體。其實，手工素料並不難做，用豆腐皮將美好多元的新鮮原形食材全部包起來，再用好油煎炸，增加油脂攝取量，就是可口美味、營養健康的好素料。
- 豆皮在煎炸時會吸進足量的好油，因此，這組料理不需要再額外淋油。如果吃起來油膩，影響到口感，就表示這道菜裡的油加太多了。跟所有的食材一樣，油脂是為輸送營養而存在的，所以太多、太少都不平衡，都不會好吃。

替換概念

1. **酸豆捲豆皮**（豆腐皮、酸豆、豆干、紅青椒丁、米飯、時蔬、碎花生〔用椰油＋麻油，將豆皮之外的全部食材炒熟，以醬油、少許糖調味，全部包入豆皮，再用ghee或椰油＋奶油煎熟〕）
2. **青菜木耳捲豆皮**（豆腐皮、青菜、木耳、紅蘿蔔絲、天貝〔用椰油＋麻油，將豆皮之外的全部食材炒熟，用鹽、胡椒調味，全部包入豆皮，再用ghee或椰油＋奶油煎熟〕）
3. **橄欖堅果捲豆皮**（豆腐皮、碎橄欖、碎堅果、熟紅豆碎、青菜，〔用椰油＋麻油，將除豆皮外的全部食材炒熟，加鹽、胡椒調味，全部包入豆皮，用ghee或椰油＋奶油煎熟後，蓋上一片起司烤到熔〕）
4. **香菇竹筍捲豆皮**（豆腐皮，香菇、油漬竹筍、麵筋、熟綠豆碎〔將全部食材包入豆皮，用ghee或椰油＋奶油煎熟〕）

〔這道料理可隨喜好配上各式沾醬〕

Tips

- 這些素料方便好保存，一次多做一些儲存起來，要吃時簡單加熱回溫，方便省時。
- 真正好的豆皮，應該是純豆漿上結的一層皮曬乾後製成的，不應該有任何防腐劑、漂白劑，或其它任何化學物質。

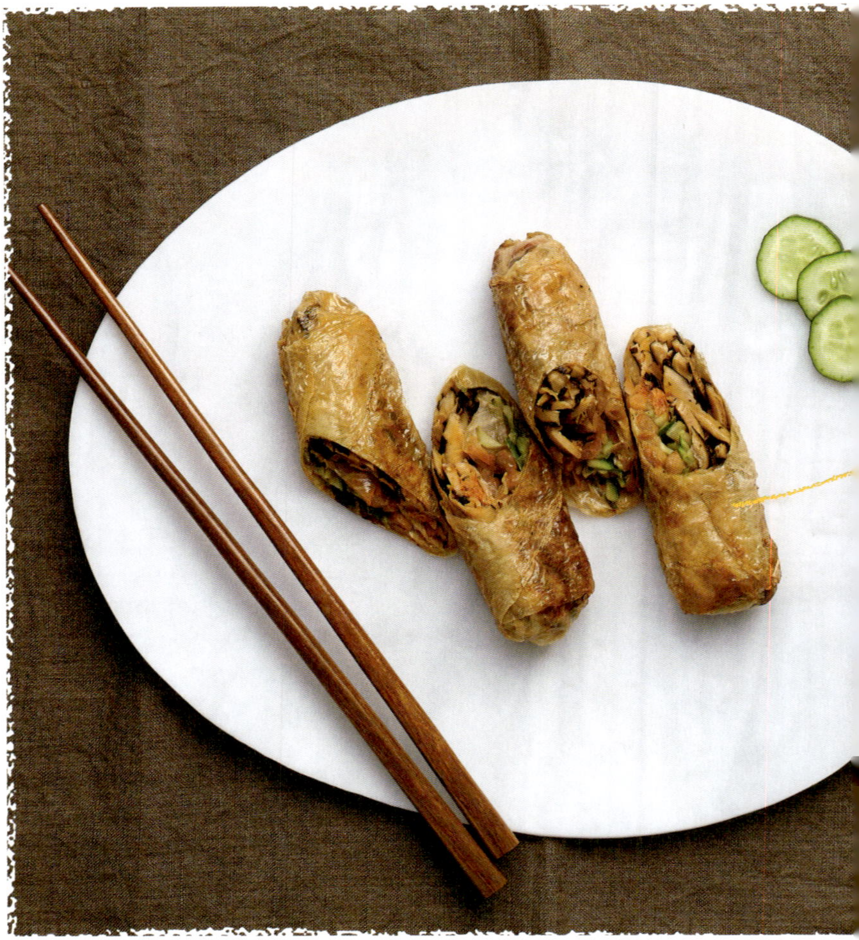

- 椰子油、印度精煉奶油（ghee）、奶油，不怕光和熱，都是素食者煎炸時可使用的油。印度精煉奶油傳統上就是印度素食者的命脈。古法製作的ghee，是生奶先經發酵，再取出其中的油脂烹調。發酵過的奶油，其中的奶蛋白和奶糖都已先被分解，最後再經萃取提煉出來，適合缺乏乳糖酵素的東方人消化。ghee 雖然稱為精煉奶油，但提煉過程跟一般植物油的工業精煉過程並不相同，不可相提並論。

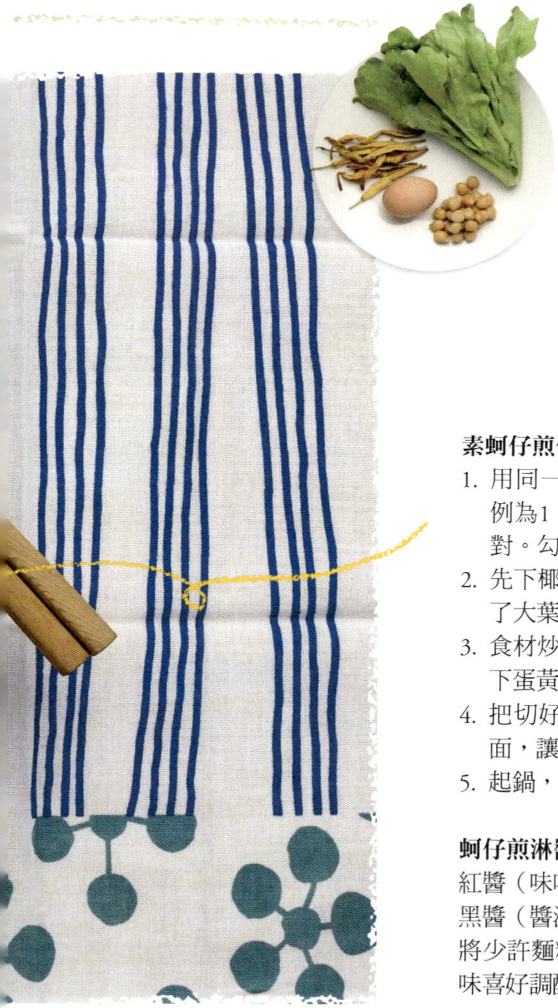

茼蒿金針蚵仔煎

蛋、金針花、鷹嘴豆、
大葉時蔬、蛋

素蚵仔煎作法：

1. 用同一個湯匙，調合太白粉、地瓜粉和水，比例為1：2：6。這個比例不對，吃起來口感就不對。勾芡水放置一旁待用。
2. 先下椰子油，再下麻油，以椰子油保護麻油。除了大葉蔬菜以外的食材全下去炒，加鹽調味。
3. 食材炒香後，在食材上打入蛋，把蛋劃破，拖一下蛋黃，再放入適量的芶芡汁。
4. 把切好的大葉蔬菜放上去。等芶芡水凝結後翻面，讓蔬菜壓在底下悶熟。
5. 起鍋，淋上醬汁。

蚵仔煎淋醬的做法：

紅醬（味噌、蕃茄醬、梅子粉、酒釀）
黑醬（醬油膏、豆瓣醬、味噌、酒釀）
將少許麵粉炒黃，加水，濃稠後再加入調料，依口味喜好調配比例。

替換概念

1. **蒟蒻小白菜蚵仔煎**（蛋、蒟蒻、豆腐丁、小白菜、茶樹菇、熟花豆）
2. **油漬筍菠菜蚵仔煎**（蛋、竹笙、油漬筍、菠菜、熟紅豆）
3. **白菜香菇蚵仔煎**（蛋、麵筋、白菜、香菇、枸杞、熟五穀米）
4. **蘆筍金針菇蚵仔煎**（蛋、金針菇、蘆筍、紅莧菜、熟綠豆）

〔這道料理可隨喜好配上各式林醬〕

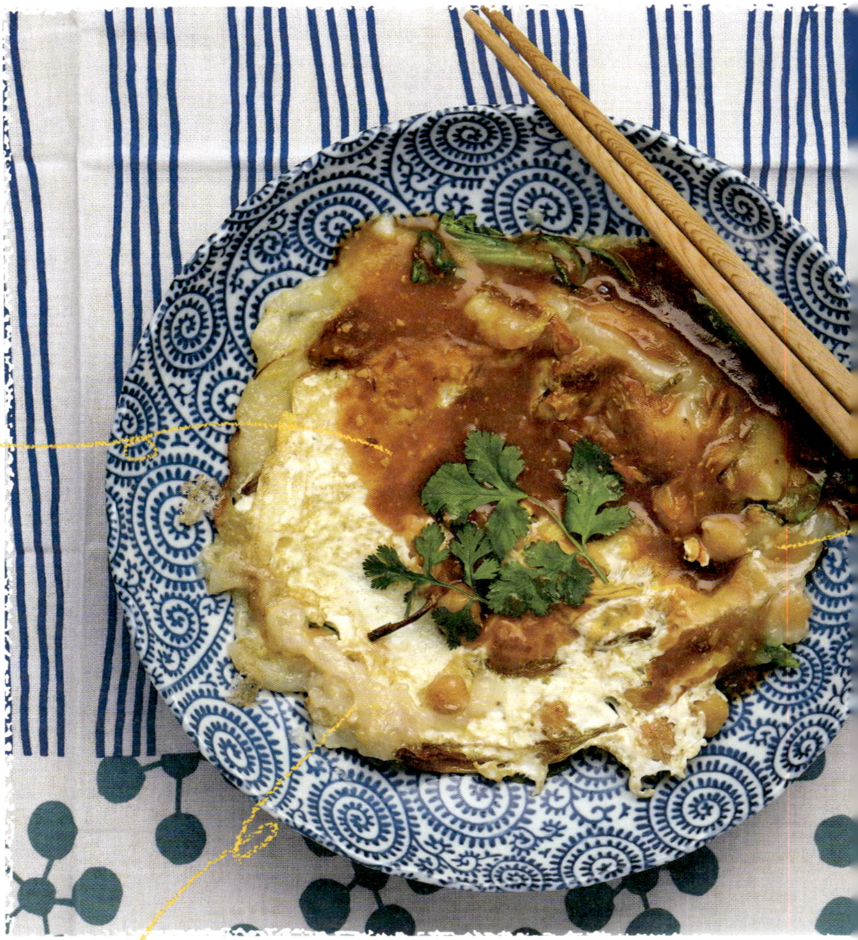

• 這組料理中，醬料的地位很重要。在醬料中使用發酵食品酒釀與味噌，可藉助發酵食品複雜的美味，形成醬料主要的味道。

• 這道料理一定要用麻油增添風味，但麻油不適合單獨煎炒使用，所以必須和其它穩定的油一起煎，例如椰子油。較不怕熱的椰子油先下鍋，再下麻油，以椰子油裡的飽和脂肪保護麻油裡的不飽和脂肪，可以提升麻油的冒煙點。

• 此道料理雖名為蚵仔煎，但澱粉的含量一定要注意，不可過多，只要夠將食材凝結在一起即可，主要的食材仍應是蔬菜與蛋白質。

填塞料理（奶蛋素）

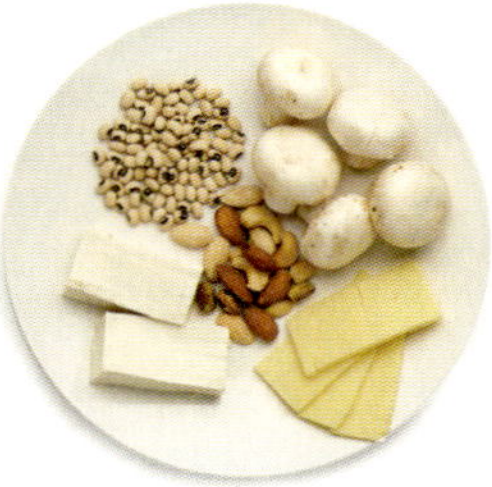

豆腐塞蘑菇

大蘑菇、塞碎堅果、碎豆腐、熟黑眼豆碎、起司〔堅果、豆腐、熟黑眼豆，用好油炒熟後塞進蘑菇，上面放一片起司烤〕

- 以各式蔬菜做為料理的內餡，可確保食材多元。且蘑菇、茄子之類的蔬菜本身纖維多、澱粉含量低，沒有震盪血糖的顧慮。用這些蔬菜做成填塞料理，口感厚實，營養豐富，以此為主食，可謂一舉數得。

替換概念

1. **五穀飯塞炸茄子**（茄子、芝麻、時蔬、紅蘿蔔絲、熟五穀米〔用椰油＋苦茶油或麻油炒熟蔬食，炒好的食材和熟五穀米拌蛋液，至有黏性。夾進茄子裡用ghee／奶油／椰油去炸。茄子本身很吸油，一定要炸透，不熟的茄子有毒）。
   - 紫色的蔬菜如茄子和芋頭，烹調時一定要確定熟透，不然它為保護自己，會以酵素生產氫氰酸毒素，讓人消化器官產生不適，或引起過敏、免疫系統的強烈反應。以前的人在在攝取芋頭前，都會先埋進地裡先行發酵，以解除這類毒素。
2. **紫米腰果塞青椒**（青椒、熟紫米、碎腰果、玉米〔食材用好油炒過，塞進青椒，上面放一片起司烤熟）
3. **黑豆橄欖塞蕃茄**（蕃茄，黑豆、橄欖、碎水煮蛋、起司〔蕃茄心挖出切碎，拌入其它食材，塞進蕃茄中，加起司去烤。或蒸熟淋橄欖油或麻油，撒上梅子粉或松子〕）
4. **橄欖五穀米塞水煮蛋**（水煮蛋、熟紅蘿蔔丁、橄欖、熟五穀米〔水煮蛋切半，蛋黃取出搗泥，拌入熟紅蘿蔔丁、碎橄欖、五穀米，調味拌勻後放回蛋白中即可食用。也可以上面放一片起司去烤〕）

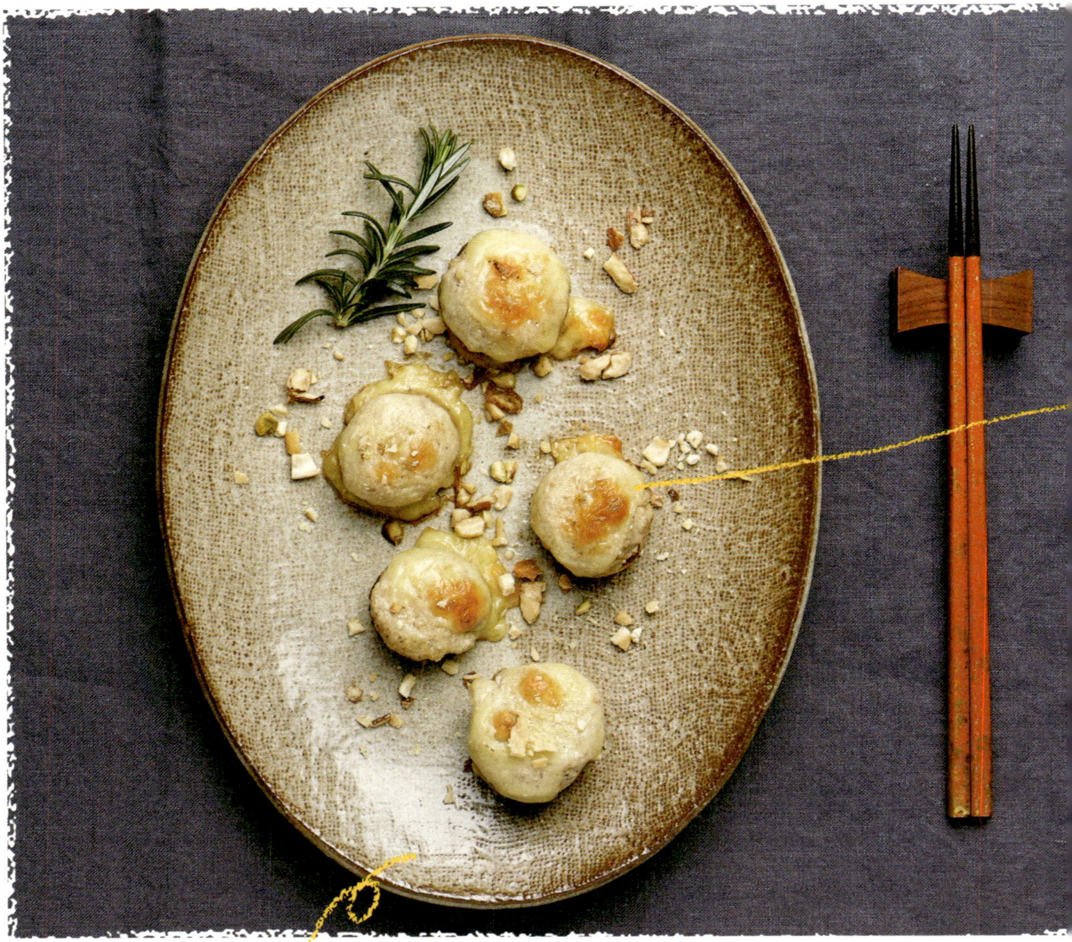

• 蘑菇有素食界的牛排之稱。蘑菇所含的角蛋白（keratin）是一種高纖的蛋白質，這種蛋白質是動物皮膚的主要成份。在植物界跟它能相比擬的，就是甲殼素（chitin），它是組成昆蟲、蝦蟹外殼的物質。此一物質，正是菇類細胞壁的主要成份，因此能提供菇類食物紮實的口感。這厚實的口感和豐富的維生素和礦物質，讓蘑菇在素食中佔了特別的地位。

海苔手捲料理（奶蛋素、全素）

泡菜海苔捲

海苔片、韓式泡菜、碎煮蛋、熟五穀米、碎花生米〔全部食材拌好油用海苔片包住〕

- 除了穀類與豆類是素食者的蛋白質來源，堅果、花生、種籽等也是素食者重要蛋白質來源。所以平衡的素食，一方面要攝取足夠的蛋白質，另一方面又要避免攝取過多豆類與穀類中的高量澱粉，因此多搭配堅果、花生、種籽，不但好吃，而且能平衡血糖，攝取到足量蛋白質和油脂。

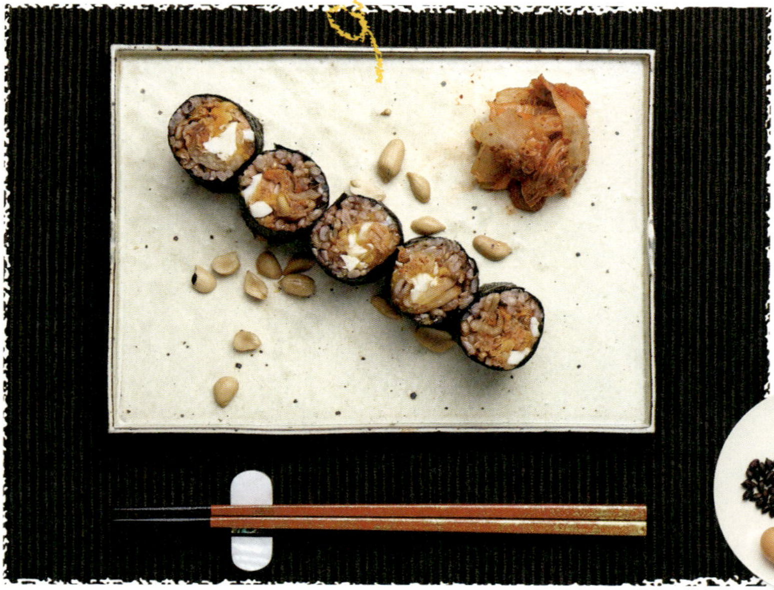

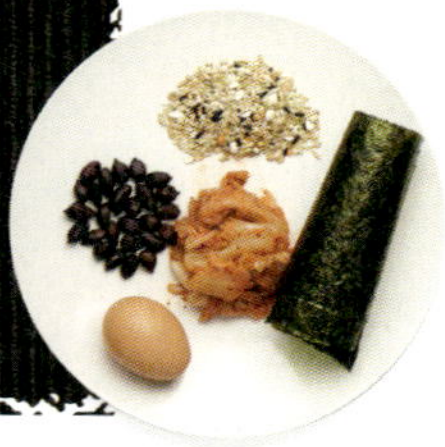

替換概念

1. **香菇藜麥海苔捲**（海苔片、椰肉、香菇、蘆筍、青椒絲、熟藜麥〔蔬食食材全部用好油炒熟調味，撒杏仁片，用海苔片包捲〕）
2. **酪梨海苔捲**（海苔片、酪梨、葵花籽、蕃茄、小黃瓜、熟黑豆〔全部食材淋橄欖油或麻油，調味，用海苔片包捲〕）
3. **起司海苔捲**（海苔片、橄欖、蕃茄、綠豆芽、熟鷹嘴豆、費達起司（feta cheese）、薄荷〔全部食材淋橄欖油，調味，用海苔片包捲〕）
4. **蛋皮海苔捲**（海苔片、蛋皮絲、紅蘿蔔絲、小黃瓜絲、熟小扁豆、芝麻，〔全部食材淋白麻油，調味，用海苔片包捲〕）

沙拉料理（奶蛋素、全素）

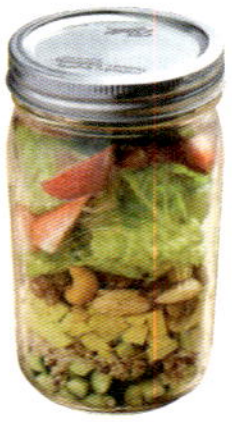

• 把調好的油酸醬或其它沙拉醬放在最底層，再把食材按順序倒入，不怕濕的先放，蓋上蓋子就可以帶著走。要吃時一搖，可以直接就著罐子吃，或倒在盤、碗裡吃，方便又營養。

酪梨藜麥沙拉

酪梨、藜麥、 小黃瓜、玉米、草莓 、薄荷，杏仁〔拌橄欖油醋醬〕

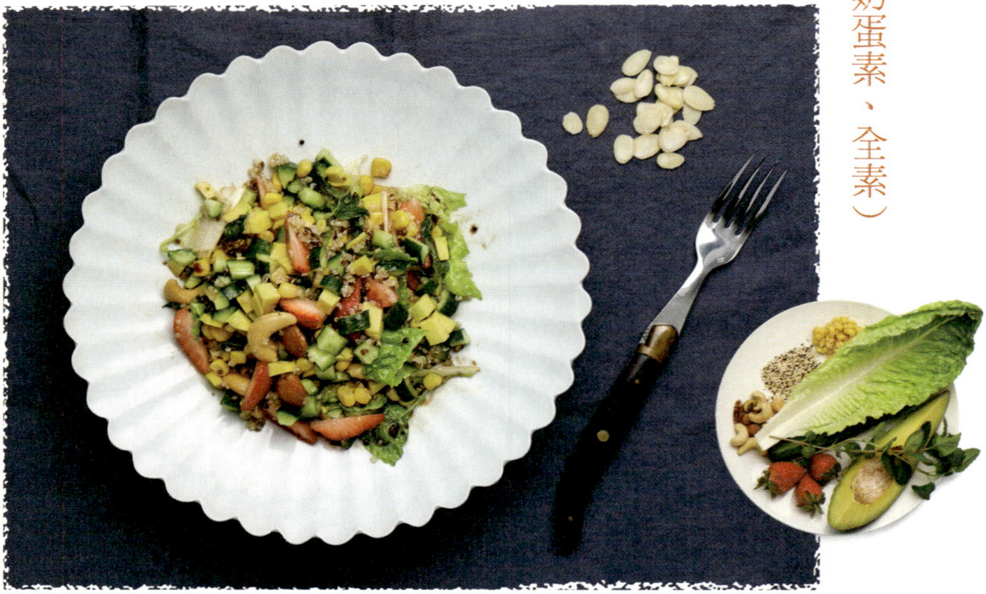

替換概念

1. **白菜木耳沙拉**（豆干絲、白菜絲、木耳絲、黃豆芽、海帶絲、辣椒絲、撒碎花生或芝麻〔拌麻油醋沙拉醬〕）
2. **水煮蛋芹菜沙拉**（碎水煮蛋、玉米、芹菜、熟紅蘿蔔丁、松子〔拌美奶滋醬〕）
3. **煎豆腐沙拉**（椰子肉、綠豆芽、煎豆腐、紅青椒絲、洋葱絲、撒乾椰片或碎花生〔拌芝麻堅果醬〕）
4. **烤櫛瓜沙拉**（義大利櫛瓜、梨子切成絲、蕃茄丁、熟黑豆、葵花籽〔烤義大利櫛瓜切成絲或片，加入其它食材，拌橄欖油醋醬，擠一點檸檬汁〕）
5. **蒸茄絲沙拉**（茄子、金針菇、茶樹菇、青椒絲，鷹嘴豆、撒芝麻〔蒸熟茄子拉成絲，烤青椒切絲，加入其它食材，拌麻油醋沙拉醬，放入冰箱愈擺愈好吃〕）

〔各式沙拉醬做法參見244～247頁〕

你吃得正確嗎？——素食者的檢查表

Check

注意事項	說明
食材至少要三種顏色	肉類中的營養元素通常較蔬菜的豐富，因此，搭配素食時一定要注意顏色是否多元。因為不同顏色的蔬菜營養元素不同，顏色愈多元，攝取到的營養元素愈多元。
澱粉含量不可太高	由於植物中雖然有蛋白質，但通常食材中所含的澱粉更多。因此，搭配食材時只要蛋白質不夠多元，澱粉含量就會攝取過多。要了解是否澱粉量攝取過多，最好餐後量血糖確認（請參見１０５～１０９頁）。
用油量要足夠	素食食材中含天然油脂的並不多，因此必須在烹調時用好油去補充。要知道自己用油量是否足夠，最好量餐後血糖。
攝取原形澱粉	由於含植物性蛋白質的食材，多半也含有高澱粉量，因此，素食者不應該再攝取加工的精製澱粉，如麵包、麵條等。且許多植物性蛋白質的豐富營養都蘊含在它的糠（bran）裡，所以經加工手續移除糠的食材，如白米，在素食飲食中，也不建議。

	豆子、糙米要經浸泡或催芽	豆類的植酸含量極高，愈有營養的豆子，它的植酸愈高。此外，帶著糠的穀類也含有植酸。植酸會和體內的礦物質結合，造成礦物質失衡，導致骨骼疾病。素食者的蛋白質常仰賴豆類或全穀，因此植酸的攝取量比一般人大，更需要注意烹調時必須先浸泡或催芽，以去除植酸（註1）。
	水果要隨餐後吃	素食者常以水果當零食。水果含糖比例很高，連最不甜的土芭樂含糖量依舊有三二%。所以，水果不能單獨吃，一定要在有油有蛋白質的餐後吃，而且不可過量。但水果可以加入食材中烹調，不但增加食物風味，而且可使食材顏色多元，增加烹調選擇。要知道自己水果有沒有過量，可量餐後血糖確認。
	米豆輪著吃	植物性蛋白質並不全面，不全面的蛋白質攝取很容易引發精神疾病，因此素食者一定注意要米和豆輪著吃，才可能攝取到比較全面的蛋白質（註2）。
	第一口要吃高蛋白、高油脂的食材	第一口吃高蛋白、高油脂的食材，能確保素食者的血糖平穩，且消化順暢。常見高蛋白、高油脂的食材為：堅果（如腰果、杏仁、核桃）、種籽（如葵花籽、亞麻仁籽）、花生、酪梨、橄欖、椰子肉／椰片、起司、蛋

註1：將豆類浸泡在加了酸（如檸檬、醋等）的溫水中，浸泡七小時。更詳細去除植酸及催芽的方法，請參見參見賴宇凡著，《要瘦就瘦，要健康就健康：把飲食金字塔倒過來吃就對了！》，第116頁）。

註2：關於蛋白質不足與精神疾病的關係，請參見賴宇凡著，《身體平衡，就有好情緒！》一書，第59頁。

要攝取維生素B12	因為維生素B12只存在在動物性食材、奶製品、蛋中，因此，吃全素的人（奶蛋都不碰），一定要再額外補充維生素B12，因為它是重要的造血與神經元素。蛋是營養元素最全面的食物，因此只要有攝取蛋，素食者就不需擔心營養元素不足。
食物要輪著吃	各類食物中承載的營養元素不同，身體要運作順暢，必須依賴大量多元的營養元素。因此吃飯時，不要一直吃同一種食物。如果吃豆類，就要各類豆子輪著吃；如果吃米，就要各類米輪著吃。蔬菜和水果也一樣，所有的食物都輪著吃，才不會因為偏食而帶來疾病。
注意奶類過敏	奶類中的脂肪與礦物質含量豐富，乳脂肪中所含的脂溶性維生素ADEK也極為豐富。不僅如此，乳脂肪中也含有維生素B12。奶類中的營養元素豐富多元，對素食者是非常好的食材。但是，因為一般動物四歲後就會失去製造與分解乳糖和乳蛋白的酵素，因此，許多人喝奶會拉肚子、漲氣、放臭屁，對奶類過敏。奶類中的蛋白質與糖份如果沒有分解完全，它進入腸道時會嚴重傷害好腸菌。如果我們一直吃會過敏的食物，不但不能強身，還很傷身。因此，如果你有對奶類過敏的情況，只可以使用發酵過的乳製品，如起司、優格等。這些乳製品在發酵過程中，奶糖與奶蛋白已被好菌分解，消化較為容易。
一週吃2次海藻類	碘可以改善手腳冰冷狀況，對素食者有很大的幫助。

附錄

1. 可與一般白米替換的穀類及其蛋白質含量

不同的穀類中有不同的營養元素，無論是素食者或雜食者，都應該輪流攝取，多方攝取，才能得到多元、全面的營養。尤其是素食者，吃素的人很大一部份的蛋白質來源來自穀類，因此最好不要天天都吃同一種穀類。

能代替米的穀類	蛋白質在三大營養元素中含量	能代替米的穀類	蛋白質在三大營養元素中含量
大麥（wheat）	18%	裸麥（rye）	14.6%
小麥（barley）	12.1%	蕎麥（buckwheat）	15.1%
高粱 （sorghum)	13.7%	菰／野米（wild rice）	15.4%
小米（millet)	10.4%	薏仁（Job's tears）	17.7%
燕麥（oats）	18.7%	藜麥（quinoa）	15.6%

※資料來源：The complete book of food counts:The book that counts it all by Corinne T. Netzer (Dell Book)
※百分比計算方式：蛋白質／蛋白質＋油脂＋碳水化合物
※以上都是全穀

2. 可用來代替穀類的豆類及其蛋白質含量

吃素的人一定要記得，除了蛋白質含量外，也必須要注意蛋白質裡的胺基酸是否全面。不同種類豆類和穀類中所含的蛋白質，有互補的功能，但沒有一種植物性蛋白質可算做是全面性蛋白質。因此，如果可以豆、米搭配，輪替著吃，多方攝取，就可以攝取到人體必須的胺基酸。

可代替米的豆類	蛋白質含量	可代替米的豆類	蛋白質含量
黑眼豆	25.2%	黑豆	25.6%
花豆	27%	豌豆	23%
紅腰豆（Kidney bean）	29%	蠶豆	24.1%
紅豆	26.5%	白豆	26.4%
黃豆	40%	鷹嘴豆	23.37%

※資料來源：The complete book of food counts: The book that counts it all by Corinne T. Netzer (Dell Book)
※百分比計算方式：蛋白質／蛋白質＋油脂＋碳水化合物

3. 最好的餐間零食

如果每一餐都均衡攝取營養，按理在餐與餐之間不會感到飢餓，但如果真有在餐間進食的需要，以下這些都是不會震盪血糖，較為適合的選擇。選擇零食時最好挑選平時較少吃的食物，可以拓展食材的攝取領域。

- 脆豬皮
- 烤雞屁股
- 鴨舌
- 雞翅、鴨翅、雞爪
- 豬耳朵、豬舌
- 肉乾
- 堅果
- 花生
- 各類種子（瓜子、葵花籽等）
- 小魚乾
- 青椒＋無糖花生醬／芹菜＋無糖花生醬
- 乾椰肉
- 魯蛋／茶葉蛋
- 無糖優格＋碎堅果
- 等量果乾與起司，用培根包起來烤
- 用好油炸的鹽酥雞、魷魚
- 無添加物的魷魚絲、魷魚乾
- 橄欖
- 沙丁魚罐頭

4. 可增加食材攝取範圍的各式沾醬、沙拉醬

外面賣的醬料成份原料不明，為了長期保存，因此也常常加入很多添加物。左列的自製家常醬料不但方便好做，而且這些醬料常借用發酵食品中天然豐富的滋味，攝取時也能同時補充益生菌。

這些醬料可以用在拌沙拉，做三明治、捲餅、手捲塗醬，搭配肉類，拌麵食，有些甚至可以搭配甜點。記得以下醬料製作時，也可以再依自己口味加鹽和胡椒等調味。

各式抹醬及搭配	說明
豆腐乳 豆腐乳＋豆瓣醬 豆腐乳＋甜麵醬 豆腐乳＋海鮮醬	• 發酵食品有極高的營養價值，它的營養價值完全展現在它所釋出的風味。 • 這種醬料的質地適合塗抹、醃漬、沾裹，配上麵包、薄餅，包生菜，都能讓食材更突顯風味。
味噌 味噌＋豆瓣醬＋蜂蜜 味噌＋甜麵醬 味噌＋海鮮醬	• 味噌是日本人視為國寶的發酵食品，它帶著好菌所代謝出的營養元素，讓它的滋味豐富複雜。 • 以味噌為底的醬料，塗抹、醃漬、沾裹都很合適。

美奶滋

美奶滋＋蜂蜜
美奶滋＋楓糖
美奶滋＋醃瓜丁、醃黃瓜丁、酸豆
美奶滋＋檸檬皮
美奶滋＋橘子汁
美奶滋＋堅果醬
美奶滋＋各類果醬
美奶滋＋綠芥茉（wasabi）
美奶滋＋各類新鮮水果丁
美奶滋＋風乾蕃茄丁
美奶滋＋風乾蕃茄丁＋九層塔絲
美奶滋＋各類香草
美奶滋＋各類辣椒粉
美奶滋＋薄荷

酪梨醬（酪梨＋鹽打成泥）

酪梨醬＋香菜
酪梨醬＋洋蔥丁
酪梨醬＋蕃茄丁
酪梨醬＋香菜＋洋蔥丁＋蕃茄丁
酪梨醬＋各類新鮮水果丁（如桃子、芒果）
酪梨醬＋各類辣椒粉

美奶滋做法：

- 兩個新鮮室溫蛋黃用手持打蛋器攪打，加入一茶匙黃芥茉，四茶匙檸檬汁（或各類醋），打到勻。再邊打邊慢慢加入一杯椰子油或橄欖油（或加到濃稠度剛好即停），最後以鹽或胡椒調味。
- 如果你有手持電動攪拌器，可以將以上所有食材放進一個高杯或碗中，用攪拌器從下往上打，等醬料顏色變白且濃稠時即可停。
- 打好的美奶滋可密封置於冰箱冷藏一星期。
- 真正的美奶滋是以蛋黃製作的，它的風味是來自於蛋黃裡豐富的營養元素。以美奶滋為底的醬料，塗抹、涼拌、沾裹，用做沙拉醬都很合適。

- 酪梨含高量的營養元素，如各類維生素與礦物質，而且挾帶著高量的油脂。這種完美組合，可以協助體內能量平衡調度。
- 打成泥的酪梨醬質地容易塗抹，是絕佳的塗醬。它也同時是沙拉很好的配料，放進捲餅或海苔手捲內也是風味絕佳。

各式抹醬及搭配	說明
優格 優格＋蜂蜜 優格＋楓糖 優格＋黃瓜片 優格＋薄荷 優格＋檸檬皮 優格＋橘子汁 優格＋各類果醬 優格＋綠芥茉（wasabi） 優格＋碎乾風蕃茄 優格＋碎乾風蕃茄＋九層塔絲 優格＋各類香草 優格＋各類辣椒粉 優格＋薄荷	• 以正確方法發酵的全脂優格，包含了由好菌代謝出來的優質營養。如果優格是用全脂牛奶製作的，就也包含了重要的油脂。這些油脂能確保奶製品中的維生素A、D、E、K被人體吸收利用。 • 以優格為底的醬料，可做為沙拉醬使用，用於捲餅、手捲內。優格也能在燉煮類食物中，替代牛奶這項食材。當然，優格也是甜點的絕佳拍檔。
黃芥茉醬（mustard） 黃芥茉＋楓糖 黃芥茉＋蜂蜜 黃芥茉＋各式果醬	• 古法製作的黃芥茉其實是一種發酵食品。雖然現代黃芥茉是用醋醃漬製作的，但是，因為醋裡的酸可以幫助釋出食材中的營養元素，所以它仍是營養價值極高的食物。不只如此，醋還能幫助消化。 • 黃芥茉醬是很好的三明治塗料。也適合做為沙拉醬、手捲醬、搭配肉類、用作沾醬。黃芥茉的酸，也讓它成為非常好的醃醬。它也很適合塗抹在家禽肉類外層烘烤。

各式堅果醬 花生醬＋椰奶＋蜂蜜 堅果醬＋橄欖油＋巴薩米克醋（balsamic vinegar） 芝麻醬＋麻油＋米醋＋蜂蜜 堅果醬＋果醬＋酸（各類醋或檸檬汁） 堅果醬＋香草＋酸（各類醋或檸檬汁）	• 堅果充滿豐富的蛋白質與油脂，因此，打碎的堅果濃稠滑順，可做為抹醬。以堅果醬做為醬汁的基礎，對平衡素食中伴隨豆和米中蛋白質而來的澱粉，有很大的幫助。 • 水份少的堅果醬可以用做塗醬，水份多的可以做成沙拉醬。
油醋醬 橄欖油＋巴薩米克醋 橄欖油＋檸檬汁 麻油＋米醋 麻油＋橘子汁 椰子油＋萊姆汁 亞麻仁籽油＋醋／檸檬汁	• 油＋醋是傳統的沙拉醬，這個完美的組合，可以有效促進消化。醬汁中所含的油脂，也能有效平衡血糖，使體內能量調度均衡。 • 油醋醬中的油和醋一般不會融合，但如果在其中加一點點黃芥末醬，慢慢用叉子打，可以打出油醋融合的濃稠醬汁。 • 油醋醬除了可拌沙拉外，它也可以拌入穀類、豆類、麵食等澱粉類食材中。

5. 各種不同種類的高湯底

所有的高湯底，不管素食或雜食湯底，都提供了人體極為豐富的礦物質與維生素。各類湯底輪著使用，可以確保礦物質和維生素不失衡。湯底可以拿來做各式湯品，也能在濃縮後，加入油脂，如奶油、椰油，製成濃稠的醬汁，搭配各式菜餚。

湯底	說明
蔬菜高湯	• 傳統的蔬菜湯底是以紅蘿蔔、洋蔥與芹菜熬煮一小時以上製成的。 • 蔬菜湯底缺乏油脂，而由蔬菜裡釋出的礦物質，都很需要脂溶性維生素D幫助吸收，但脂溶性維生素D沒有油發揮不了作用，因此使用蔬菜湯底做的料理，起鍋時不要忘記淋上搭配湯品的油脂。在以蔬菜湯底製作醬汁時，也不要忘了用各類油使醬汁濃稠。
蘑菇高湯	• 用大量蘑菇加水熬煮製成的高湯。蘑菇湯底風味佳，且能增添湯品的顏色。 • 以此湯底烹調也不要忘記起鍋時淋上搭配湯底的油脂，以協助吸收營養元素。

昆布高湯	• 先用冷水浸泡昆布一小時，之後整鍋端至瓦斯爐上加熱，水開後即將昆布撈起，就是昆布高湯。加熱時也可加入柴魚片，同樣水開後即撈起，即成昆布柴魚高湯。 • 昆布湯底能夠有效補充人體所需的碘礦物，所以它在日本被大量使用。記得使用此湯底也不要忘記淋上適用的油。
大骨高湯	• 傳統的骨頭高湯是以大骨加酸（醋、檸檬，或各類酒），以小火熬燉三小時以上，或是以壓力鍋快速烹煮製成的。魚骨、鴨骨、鵝骨、羊骨、牛骨、豬骨、雞骨等各式骨頭，如果以正確的方式燉煮，可以讓骨頭中的礦物質釋出，用這種高湯煮湯做菜，是攝取礦物質最全面也是最安全的方法。 • 煮好的高湯上面的油脂不要撈光，因為油脂中含有脂溶性維生素Ｄ，缺乏維生素Ｄ，鈣質就會無法吸收。

6. 用椰子粉或杏仁粉代替麵粉

為了減低食物組合中的澱粉含量，可使用椰子粉或杏仁粉代替麵粉。

椰子粉用以乾燥去脂的椰肉磨成粉製作的。除了堅果製成的粉外，它的含糖量是所有粉製品中最少的。不只如此，因為它依舊含有大量營養元素，與白麵粉比起來，營養密度要高出許多。它的口感與全麥麵粉相似，但全麥麵粉只有二七％的纖維，但椰粉中卻有高達六一％的纖維。杏仁粉也和椰粉一樣，與有七三％澱粉含量的白麵粉比較，杏仁粉的澱粉含量極低，只佔一〇％，此外，杏仁粉中所夾帶的好油與維生素E量也比麵粉高出許多倍。

杏仁粉和椰子粉都能代替麵粉去包裹食物煎炸，口感絕對不比以澱粉包裹的差。烘焙時，也可以用它代替食譜中十五至二五％的麵粉量，而不失口感。記得杏仁粉擁有高油脂含量，適合冷凍保存，以確保其中單元不飽和脂肪酸的品質。杏仁粉與椰粉皆可用於素食。

作者後記

我出第一本書時，很多人都跟我說，根治飲食法太麻煩了，又要顧到好油、又要找好食材，全台灣的人都外食，誰有時間弄這些？可是，現在我部落格食食課課的討論區裡，大家最熱烈討論的就是你做了什麼菜？那食材是哪裡買的？怎麼樣搭配食材顏色才美又好吃？甜點有哪些選擇？早餐你都用什麼裝著到辦公室？要不要一起團購好食材？有許多人從全外食，到做一餐早餐，到帶便當，再到開始晚餐也自己做。我在這些討論中看不出根治飲食的麻煩，只看到無限的樂趣與享受。

這個轉變，來自於人與食物之間的關係變親蜜了。我們會形容做菜為廚藝，是因為它是門藝術。人如果愛畫畫、欣賞音樂和美的東西，就沒有道理不喜歡做菜，因為這門藝術不但能看，它還能品嘗。之前我們會認為做菜很麻煩，是因為我們不了解食物，不體驗它的美。但是，當我們不再算計食物，不再把它當工具使用，不濫用它，亂分解它，我們就開始了解它的美，開始品嘗出它的味道。就像我們開始欣賞一個人、了解他，全心接納他，與體驗他帶給你的酸甜苦辣，這人和你建立的關係必定難忘、美好。同樣的道理，當我們也以同樣的方式在對待食物時，我們也能跟它建立健康、美好的關係。當人與食物的關係變得親蜜、健康，這個人很難不健康。

說到最後，我這個營養治療師講了那麼多有關食物的事，但我骨子裡卻依舊是那個心理諮商師，我想改變的，其實是你們與食物的關係。我多麼希望，你們能享受與食物美好關係所帶來的感覺，那種滿足、信任、有依靠的感受，真的只有你自己試一次，才能夠體會。

它真的很神奇，因為與食物建立的健康關係，通常都會再擴延到與人所建立的關係，使它更美好。

祝福你與食物之間的關係，bon appetite！

吃出天生燒油好體質

根治飲食法，讓你要瘦就瘦，要健康就健康

作　　者　賴宇凡
封面設計　呂德芬
封面攝影　蔡仁譯
料理攝影　劉信佑
料理執行　林千弘
責任編輯　張海靜
業　　務　郭其彬、王綬晨、邱紹溢
行　　銷　夏瑩芳、陳雅雯、張瓊瑜、李明瑾、蔡瑋玲
副總編輯　張海靜
總 編 輯　王思迅
發 行 人　蘇拾平
出　　版　如果出版
發　　行　大雁出版基地
地址　台北市松山區復興北路333號11樓之4
電話　02-2718-2001
傳真　02-2718-1258
讀者傳真服務　02-2718-1258
讀者服務信箱E-mail　andbooks@andbooks.com.tw
劃撥帳號　19983379
戶名　大雁文化事業股份有限公司

本書撰寫的目的是用來補充健康及醫療專家的建議，而不是用來取代他們的意見。
如果你知道或懷疑自己有任何健康方面的問題，請諮詢專業醫師的意見。

出版日期　2014年06月　初版
定　　價　350元
ISBN　978-986-6006-58-6（平裝）

國家圖書館出版品預行編目資料

吃出天生燒油好體質：根治飲食法,讓你要瘦就瘦,要健康就健康 / 賴宇凡作. -- 初版. -- 臺北市：如果出版：大雁文化發行, 2014.05
面；　公分
ISBN 978-986-6006-58-6（平裝）
1.健康飲食 2.食療

411.3　　103008645